ÉTUDE CLINIQUE ET PATHOGÉNIQUE

SUR QUELQUES

ANOMALIES DANS LA VARIOLE

PAR

Félix BOMPAR

Ex interne des hôpitaux de Bordeaux, ancien interne de l'épidémie de variole (1877 78)
Médaille d'argent des hôpitaux.

BORDEAUX

G. GOUNOUILHOU, IMPRIMEUR DE LA FACULTE DE MÉDECINE

11, RUE GUIRAUDE, 11

1879

ÉTUDE CLINIQUE ET PATHOGÉNIQUE

SUR QUELQUES

ANOMALIES DANS LA VARIOLE

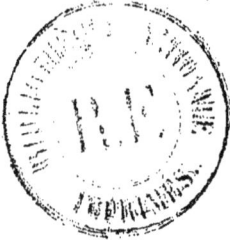

PAR

Félix BOMPAR

Ex-interne des hôpitaux de Bordeaux, ancien interne de l'épidémie de variole (1877-78)
Médaille d'argent des hôpitaux.

BORDEAUX

G. GOUNOUILHOU, IMPRIMEUR DE LA FACULTÉ DE MÉDECINE

11, RUE GUIRAUDE, 11

—

1879

A MON MAITRE M. LE DOCTEUR BURGUET

MÉDECIN A L'HÔPITAL SAINT-ANDRÉ

HOMMAGE DE MA RESPECTUEUSE RECONNAISSANCE.

PRÉLIMINAIRES

> « Les complications de la variole exi-
> gent seules une intervention énergique
> et immédiate du médecin. » (BOUCHUT.)

Lorsque l'esprit si fécond de Jenner eut découvert les propriétés préservatrices de la vaccine, on crut pendant quelque temps que les épidémies de variole étaient à jamais éteintes et que cette affection si redoutée des médecins, contre laquelle ils étaient à peu près impuissants, affection qui au moyen âge avait fait autant de victimes que la peste et le choléra, allait enfin disparaître entièrement du cadre nosologique.

Malheureusement ces espérances furent de courte durée, et les déceptions aussi cruelles que l'attente avait été grande.

Soit que la propagation de la vaccine fût à cette époque chose difficile, soit que le public n'acceptât pas tout d'abord la théorie du médecin anglais et qu'il ne crût pas aux pouvoirs préventifs de la vaccination, la variole reparut de nouveau aussi terrible et aussi implacable que par le passé.

Cet état de choses stimula les travailleurs et donna carrière à l'observation des savants.

Les écrits, tant sur la variole que sur ses complications, datant seulement du siècle dernier, sont si importants, si étendus, si fouillés qu'il reste aujourd'hui bien peu de choses nouvelles à dire sur ce sujet. Tout a été consigné, commenté, controversé, tout ce qui a trait à l'affection qui nous occupe a été présenté sous mille formes différentes.

Le terrain sur lequel nous nous engageons est donc considérablement exploité, et nous ne nous dissimulons pas l'imprudence et la témérité qu'il y a à aborder un sujet sur lequel se sont appesanties les plumes si autorisées des Sydenham, des Van Swieten, des Franck, des Trousseau, et plus près de nous encore celles des lumières de la science médicale actuelle.

Tous les représentants des diverses branches de la médecine se sont occupés de la variole : l'hygiéniste comme le thérapeutiste, la physiologie aussi bien que la pathologie ont abordé magistralement l'étude de cette maladie.

Cependant, appelé pendant notre internat à l'hôpital Saint-André à donner nos soins à plus de huit cents varioleux, nous n'avons pas cru devoir abandonner ce vaste champ d'études, et cela d'autant mieux que nous avons cru découvrir, parmi quelques malades de nos salles, certains phénomènes anormaux, divers symptômes qui, ne survenant pas communément dans le cours de cette maladie, nous parurent mériter les honneurs de l'impression.

Malgré cela, nous n'avons pas la prétention, nous le répétons, d'écrire des choses nouvelles, de signaler des faits complètement ignorés; mais si en rassemblant certains symptômes, plusieurs complications sur lesquelles les auteurs classiques avaient semblé glisser sans paraître trop les approfondir; si faisant de tout cela un faisceau nous arrivions à donner une pathogénie satisfaisante de ces complications; si enfin nous pouvions indiquer les moyens thérapeutiques les plus propres à combattre ces accidents, notre but serait rempli et nous ne croirions pas avoir fait œuvre inutile.

Tout en nous efforçant de signaler les causes des complications qui feront le fond de ce travail, nous nous garderons bien cependant d'émettre des hypothèses hasardées; nous ne chercherons donc pas à découvrir la raison de faits complexes dont la pathogénie est trop obscure et dont l'explication basée sur une simple vue de l'esprit serait trop sujette à critiques.

Dans ces conditions, nous signalerons et enregistrerons des observations, laissant à d'autres plus autorisés le soin d'expliquer. Nous tâcherons, en un mot, d'offrir ici une étude pratique.

Nous diviserons notre sujet en quatre parties.

Dans la première, nous traiterons des complications habituelles, bien connues, de la variole; la seconde sera consacrée à celles que nous avons observées particulièrement et qui ne se montrent que rarement. Dans la troisième partie, nous aborderons les causes et la pathogénie de ces complications; enfin, la quatrième partie traitera de la thérapeutique de ces accidents.

Tout ce que nous allons signaler, nous en avons été témoin; toutes les observations que nous publierons, nous les avons prises nous-même, en présence des élèves du service, sous le contrôle de notre chef.

Il me reste, avant de commencer cette étude, à payer ma
dette de reconnaissance envers mon maître M. le Dr Burguet,
médecin à l'hôpital Saint-André, qui a bien voulu m'aider de
ses conseils, me guider de ses lumières et me fournir par son
immense expérience de précieux enseignements. Qu'il daigne
recevoir ici publiquement l'expression de ma vive reconnaissance. Je dois aussi des remercîments à M. le Dr Rousseau
Saint-Philippe, professeur agrégé à la Faculté de médecine,
qui ne m'a pas marchandé ses conseils éclairés, m'a communiqué ses propres travaux sur ce sujet et a mis à ma disposition toutes les ressources de sa riche bibliothèque.

ÉTUDE CLINIQUE & PATHOGÉNIQUE

SUR QUELQUES

ANOMALIES DANS LA VARIOLE

A

COMPLICATIONS SURVENANT FRÉQUEMMENT
DANS LA VARIOLE

Dès la plus haute antiquité, les médecins ont connu la variole et s'en sont occupés. Des écrits antérieurs à l'année 900 après J.-C. font mention du mot *variole*. On considère cependant Constantius Africanus, qui vivait vers l'an 1000, comme le premier auteur ayant véritablement connu cette affection et ayant donné à la désignation *variole* le sens qu'elle a aujourd'hui.

L'apparition de cette maladie paraît cependant d'une date bien plus ancienne. En effet, selon Moore, cité par Hebra, de Vienne, elle existait en Chine et dans l'Hindoustan bien avant l'époque d'Hippocrate ; pour d'autres auteurs, Brice par exemple, son apparition eut lieu plus tard, sur les bords de la mer Rouge, ce berceau de presque toutes les épidémies.

L'école arabe, Rhazes en tête, paraît être aussi un des premiers qui décrivit exactement cette maladie et donna sur elle des notions bien exactes. Il suit la variole dans ses différentes phases, marque son évolution, sa durée, parle de certaines complications qui peuvent survenir et aggraver l'affection.

Au moyen âge, la science médicale, comme toutes les autres, est en léthargie. On ne fait presque plus mention de la variole, et si l'on rencontre ce mot, ce n'est que dans les écrits des moines, sous le nom de *varus;* et malgré les croisades qui donnaient lieu à d'effrayantes et meurtrières épidémies de petite vérole, les médecins d'alors ne laissent pas trace de leurs observations.

Il faut arriver à la fin du xviie siècle et au commencement du siècle dernier, à cette époque de renaissance médicale, pour trouver des travaux sérieux, des descriptions savantes de la maladie qui nous occupe. Jenner, Sydenham, Hoffmann, Van Swieten, Freund, Borsieri, Mead, Boerhaave, Sauvage, Franck, et ensuite Trousseau et bien d'autres, tant en France qu'en Angleterre et en Allemagne font de remarquables ouvrages et font faire à la science un immense progrès.

Mais si les symptômes de la variole furent minutieusement étudiés, si les causes, la pathogénie, l'anatomie pathologique et la prophylaxie de cette maladie furent fouillées, approfondies et grandement éclairées, les complications d'un autre côté ne furent pas laissées dans l'oubli.

En effet, ces accidents étrangers à l'affection elle-même, soit qu'ils viennent se surajouter à une maladie dont la gravité est déjà extrême, soit qu'ils se greffent sur un convalescent, c'est-à-dire sur un organisme dont la réceptivité morbide est très grande, étaient bien de nature à fixer l'attention des observateurs et à donner lieu à de nombreux travaux.

Ces complications atteignent tous les systèmes de l'économie ;
les muscles, les viscères, la peau en sont tous tributaires ; elles
surviennent au début de la maladie comme elles peuvent
apparaître plusieurs mois après sa disparition, ce qui donne à
cette fièvre un caractère tout spécial de malignité qui faisait
dire à Trousseau : « Nous avons raison de le dire et de le
» répéter, la variole est plus grave que les autres maladies
» épidémiques, car celles-ci, lorsqu'elles atteignent quelqu'un,
» elles les enlèvent dans la période aiguë, mais bien rarement
» dans la convalescence. »

Nous suivrons dans la description des complications fréquentes et connues l'ordre et la division qui a été adoptée par
les auteurs du *Compendium de médecine pratique ;* c'est-à-dire
que nous passerons en revue tour à tour : 1° les complications
ayant leur siège sur la peau, dans le tissu cellulaire et les
ganglions lymphatiques ; 2° celles qui se montrent dans
l'appareil digestif ; 3° les complications des organes respira-
toires et des organes de la circulation ; 4° celles qui portent
leur action sur l'appareil de l'innervation ; enfin nous signalerons les complications de la variole pendant la gestation.

Nous parlerons enfin des accidents qui peuvent survenir
dans l'appareil génito-urinaire ; tous les auteurs, Rayer entre
autres (*Traité des maladies des reins,* t. II, p. 428), s'accordent
à dire que ces affections sont extrêmement rares dans la variole ;
pour Beer, au contraire, ce sont là des complications assez
fréquentes.

1° Complications ayant leur siège sur la peau, ses annexes et les membranes muqueuses.

Les plus anciens auteurs ont observé des accidents cutanés
consécutifs à la variole. Sydenham écrivait que des abcès et

des furoncles nombreux pouvaient survenir à la suite de la variole. Il existe en effet chez les varioleux une véritable diathèse purulente et furonculeuse. Ces abcès multiples siègent dans les membres, quelquefois très profondément, autour de l'anus, etc. (Jaccoud.) Grisolle pensait qu'ils naissaient sans le concours d'aucun travail inflammatoire bien évident. On dirait, dit cet auteur, que le pus qui a été résorbé dans la fièvre de suppuration, ayant été retenu dans la masse du sang, est ensuite exhalé brusquement dans un ou plusieurs points du corps.

Ces collections purulentes ont pour lieu d'élection non seulement la peau des membres ou plus profondément, mais peuvent aussi occuper les muqueuses. — Berner signala le premier les abcès des glandes salivaires; on observe la suppuration du tissu cellulaire sous-muqueux de la gorge, celle des ganglions cervicaux. (J. Franck.)

Ces abcès présentent, en général, une marche particulière. Débutant souvent, comme nous le disions plus haut, sans travail phlegmasique préalable, ils arrivent vite à la suppuration; et après l'issue du pus qu'ils renfermaient, ils laissent de vastes cavités indiquant qu'il y a là une perte de substance considérable. — Ces remarques ont surtout été faites par Hebra, de Vienne. — Suivant cet auteur, pendant certaines épidémies et chez les personnes cachectiques, ils s'étendent labourant sur de grandes surfaces les tissus adjacents, atteignant les os, attaquant le périoste et déterminant même la nécrose [1].

Comme conséquence, souvent aussi sans causes appréciables,

---

[1] Rilliet et Barthez ont conservé et décrit des abcès qui affectent surtout le voisinage des jointures, succèdent au gonflement et à des douleurs vives de ces parties et simulent tout à fait le rhumatisme articulaire. (Monneret et L. Fleury.)

on voit survenir la gangrène. Cet accident redoutable, signalé pour la première fois par Joseph Franck, peut revêtir la forme sèche et humide. Le siège de cette complication, une des plus graves, est de préférence les membres inférieurs, particulièrement les orteils ; elle peut cependant survenir dans d'autres parties (¹) ; elle est quelquefois limitée, atteint d'autres fois une grande étendue et occasionne ordinairement la mort avec rapidité.

Parmi les accidents cutanés, il convient 'de nommer les ulcères décrits par Trousseau et bien étudiés par lui : ces ulcères se montrent de préférence aux malléoles et ont souvent pour point de départ une agglomération de pustules varioliques (Trousseau). Des efflorescences cutanées s'observent aussi ; elles doivent, dit Jaccoud, être soigneusement distinguées de l'éruption variolique elle-même. L'apparition de ces efflorescences coïncide avec la période d'éruption.

Le rupia, l'impetigo, le pemphigus, la miliaire et même la gale peuvent se montrer soit pendant le cours de la maladie, soit à la période de dessiccation ou pendant la convalescence.

Tous les auteurs signalent la possibilité du rupia. Il se montre autour des croûtes qu'ont laissées les pustules sous forme d'un cercle vésiculeux contenant un liquide louche et opalescent. Son siège de prédilection est la surface thoracique. Son apparition est ordinairement accompagnée d'un retour de fièvre. Il offre une grande ressemblance avec celui qui survient par le fait de la syphilis.

L'impetigo est plus fréquent que le rupia. Comme lui, il apparaît à la période de desquammation et survient dans les espaces intermédiaires où l'éruption des pustules ne s'était

(¹) Sagar dit avoir vu la mortification de la mâchoire, du nez et des parties situées dans l'arrière-bouche.

pas produite. L'apparition de l'impetigo a été prise quelquefois pour une seconde poussée de pustules franches. Il convient
de se tenir en garde contre cette erreur, dit Hebra qui a
surtout insisté sur cette complication.

Le pemphigus a été signalé par Garn; il n'occasionnerait
aucun symptôme fâcheux. C'est du reste une complication
fort rare.

J. Franck assure que la gale et la variole peuvent coexister;
Hebra, parlant de cette coïncidence, dit que chez les personnes
atteintes de la gale au début d'une variole, les acares périssent
et les œufs eux-mêmes survivent.

Les lymphangites sont très fréquentes à la période de
desquammation; elles se présentent avec leur caractère ordinaire. Cette complication a été observée par tous les auteurs
modernes.

L'anasarque est possible à la fin de la variole. C'est Trousseau
qui l'enseigne. Il serait moins fréquent que dans la scarlatine,
plus fréquent au contraire que dans la rougeole. Quoi qu'il en
soit, cet accident est une des complications les plus rares.
Rilliet et Barthez ne l'ont rencontré que trois fois.

L'adhérence du prépuce avec le gland et la destruction soit
du frein, soit de l'hymen, sont des complications fort peu
communes et qui ont été signalées par J. Franck (*Traité de
Pathol. interne,* t. II).

Les auteurs anciens affirmaient que la rougeole et la scarlatine (Desessarz) peuvent survenir concurremment avec la
variole. Pour Menget, l'apparition de la rougeole retarderait
la marche de la variole; pour Rayney, au contraire, elle ne
la changerait en rien.

La diphthérie est une complication cutanée très grave. Elle
apparaît après la chute des squammes sur des surfaces de
peau restées ulcérées. Cette affection, bien étudiée par Hebra,

se présente d'abord sous l'aspect d'une membrane blanche, qui prend plus tard une teinte brune. Cette pellicule, dit le professeur de Vienne que je cite textuellement, a une ligne d'épaisseur; elle est dure, analogue à du cuir et adhère intimement à la peau sous-jacente au point d'en être complètement inséparable, même par la force. Sa formation est accompagnée de symptômes fébriles et sa présence doit être considérée comme un signe très défavorable.

Dans la période de suppuration et plus souvent encore pendant la desquammation, la phlegmasie cutanée s'étend à l'oreille ou s'y développe comme complication intercurrente; une matière puriforme abondante s'écoule par un de ces organes ou par tous les deux. Cette otorrhée s'accompagne de douleurs de surdité, de fièvre, quelquefois de céphalalgie et d'assoupissement; comme conséquence, il peut survenir une carie du rocher et une surdité incurable. (J. Franck, Borsieri, cités par Monneret et L. Fleury.)

Après la chute des squammes, nous citerons, comme pouvant survenir, l'acné, dont le siège de prédilection est la face et plus particulièrement le nez; la séborrhée, produite par l'accumulation du sébum autour de l'orifice de follicules pileux et se montrant quelquefois comme des tumeurs verruqueuses isolées; enfin, en dernier lieu, les taches pigmentaires et les cicatrices, qui sont les traces indélébiles de cette maladie.

2° Complications ayant leur siège dans l'appareil digestif.

La stomatite ne peut être considérée comme une complication que lorsqu'elle est très intense. Trousseau, qui insista sur la salivation comme effet de la stomatite, expliquait ce phénomène par une extension de l'inflammation aux glandes salivaires. Sydenham, et après lui d'autres auteurs, regardaient comme un signe de fâcheux augure la suppression ou la diminution du flux salivaire. Dans l'enfance, le ptyalisme est rare (Rilliet et Barthez). A côté de la stomatite simple, il n'est pas rare d'observer la stomatite diphthéritique avec toutes ses conséquences et toute sa gravité.

L'angine gutturale est un accident souvent lié au développement de nombreuses pustules varioliques.

Il n'est pas rare, dit Huxham, cité par Monneret et L. Fleury, de trouver la langue et le fond de la gorge couverts d'une pellicule très épaisse, adhérente, blanchâtre ou brune, ce qui les fait paraître comme s'ils avaient été échaudés. L'œsophage et la trachée sont communément dans le même état.

. L'intestin peut être le siège de différentes lésions. La présence de pustules varioliques (Fernel, Walhoff), lorsqu'elles sont en assez grand nombre, peut donner lieu à des symptômes d'entérite suraiguë. Jaccoud, et avant lui Petzholdt, Mitchell, Bell et plus spécialement Dance, ont signalé la complication de l'entérite folliculeuse.

La diarrhée se montre souvent, sa signification est variable. Survenant avec le stade d'invasion, c'est un phénomène fâcheux (Sydenham, Borsieri). Parfois une diarrhée opiniâtre apparaît à la fin de la maladie; elle se lie alors le plus souvent à des ulcérations ou à un ramollissement avec destruction de la muqueuse intestinale. On voit d'ici toutes les conséquences d'une pareille complication.

Le vomissement à la période d'éruption ajoute aussi à la gravité du mal. (Monneret et Fleury).

Pour Duchesne-Duparc *(Traité des Dermatoses),* la gastro-entérite est la complication la plus fréquente de la variole, surtout chez les enfants.

La péritonite varioleuse a été étudiée et signalée par

Pedzloldt en 1832. C'est une affection peu commune, mais très redoutable. Elle se présente avec les mêmes symptômes que la péritonite simple. Inutile de dire que l'inflammation du péritoine reconnaît pour causes la présence de pustules varioliques qui agissent d'abord comme corps étranger, et plus tard par le contact du contenu purulent avec la séreuse. La péritonite varioleuse aiguë est rapidement mortelle.

Nous ne citerons que pour mémoire et comme curiosité historique l'opinion de Joseph Franck, attribuant à la présence des vers intestinaux une influence considérable sur la marche de la variole. « Il faut, dit-il, s'occuper principalement des vers qui de tout temps ont exercé un grand pouvoir dans le cours de la variole. C'est aux vers surtout que l'on doit attribuer les convulsions, l'assoupissement qui se montrent lorsque la maladie est déjà ancienne. » (Joseph Franck, *Traité de Pathologie interne*, t. II, Paris, 1857.)

Est-il besoin d'ajouter que l'observation a depuis longtemps fait justice de ces théories ?

3° Complications ayant leur siège dans les voies respiratoires et circulatoires.

L'aphonie, la raucité de la voix reconnaissent pour causes une tuméfaction de la membrane muqueuse du larynx. Ce sont des complications fréquentes et sans gravité. L'inflammation du larynx est souvent le résultat du développement de pustules qui deviennent des ulcérations. La toux, la dyspnée, l'aphonie et quelquefois une suffocation simulant tout à fait celle qui caractérise le croup, sont les symptômes de cette fâcheuse complication. Quelques sujets conservent ensuite une altération de la voix pendant le reste de leur vie. (Monneret et L. Fleury.)

L'œdème de la glotte se rencontre assez fréquemment. Pour

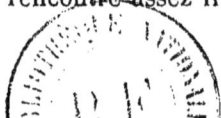

notre compte, nous avons pu l'observer plusieurs fois. L'œdème de la glotte ou pour mieux dire l'œdème des replis aryténo-épiglottiques est dû à la production de pustules en cet endroit. Ces pustules siègent sur les ligaments aryténo-épiglottiques, sur la base de l'épiglotte et sur les parties latérales, la portion sous-glottique et au-dessous des cordes vocales inférieures.

« Celles-ci sont rarement envahies, dit Trousseau ; cependant au laryngoscope, Czermann, Krisaber et Peter en ont observé. » (Trousseau, *Cliniques médicales.*)

Le croup est une complication très rare qui se voit cependant lorsque la variole sévit à l'état épidémique sur les jeunes enfants. (Monneret et L. Fleury.)

On a signalé la péripneumonie, qui présente cette particularité d'arriver vite à la suppuration. Elle survient deux mois et même quatre mois après le début de la fièvre éruptive.

Morton, qui a décrit la bronchite dans la variole, a insisté sur sa fréquence à la période de suppuration. La bronchite débute, comme ordinairement, par de la toux ; l'auscultation révèle l'existence de râles sonores et sous-crépitants. Borsieri explique la toux tantôt par une inflammation catarrhale de la muqueuse de l'arbre bronchique, tantôt par le développement de pustules dans le larynx et l'arrière-gorge. Ce développement seul expliquerait les modifications que révèle l'auscultation.

La pneumonie franche est très rare (Rilliet et Barthez). Quand elle se montre, elle survient, sans causes appréciables, soit pendant l'éruption, soit dans la convalescence. Elle affecte de préférence la forme lobaire ou lobulaire. Rilliet et Barthez, que nous citions plus haut, disent que la congestion séreuse est la règle dans cette forme de pneumonie. (Rilliet et Barthez, *Traité clinique et pratique des maladies des enfants,* t. III.)

Suivant Bouchut *(Traité des maladies des enfants)* la broncho-

pneumonie est une complication très fréquente et très malheu-
reuse de la variole des enfants.

L'endocardite, la péricardite et la myocardite ont été
savamment étudiées par les auteurs modernes et ont donné lieu
à de nombreux et importants travaux. Desnos et Huchard, son
élève, ont attaché leur nom à la myocardite varioleuse. Souvent
limitée aux muscles papillaires, la dégénérescence du tissu du
cœur peut présenter une marche aiguë. Cette complication,
dit Jaccoud, peut se développer silencieusement quoique
l'éruption marche très bien, et la mort subite qui tue parfois les
malades au septième et huitième jour des varioles discrètes,
alors que rien n'avait éveillé les craintes du médecin, n'a pas
d'autres causes qu'une syncope due à cette altération du muscle
cardiaque. (Jaccoud, *Traité de Pathologie interne*, t. II.)

Nous avons eu nous-même l'occasion de constater à l'autopsie
un cas de dégénérescence aiguë du myocarde. Il s'agissait
d'une jeune fille de vingt-sept ans, d'origine espagnole. Elle
était en convalescence d'une variole discrète, lorsque le
treizième jour elle fut prise subitement d'accès de dyspnée
effrayants. L'auscultation de la poitrine ne fit rien découvrir ;
les battements du cœur étaient simplement affaiblis, sans bruit
de souffle. Elle succomba le surlendemain. La nécropsie qui
fut pratiquée par nous en présence de M. le Dr Dubourg, alors
chef interne de l'hôpital Saint-André, donna les résultats
suivants : le cœur était mou, sans lésions d'orifice ; la fibre
musculaire était anémiée, se déchirant facilement sous le doigt.
Les poumons d'ailleurs étaient sains. L'examen microscopique
fit découvrir une dégénérescence graisseuse de la totalité du
muscle du cardiaque.

Pour Desnos et Huchard, la myocardite dite parenchyma-
teuse est la forme anatomique de l'inflammation du cœur la
plus spécialement propre à la variole. La fibre musculaire serait

d'abord d'un rouge vif en même temps qu'elle est plus friable ; alors, au microscope, elle apparaît gonflée, irrégulière et sinueuse.

Trousseau, dans ses cliniques médicales faites à l'Hôtel-Dieu de Paris, a résumé les travaux de Desnos et Huchard. Il passe d'abord en revue les phénomènes cliniques qui au début se caractérisent par une véritable excitation cardiaque avec pulsations cardiaques et artérielles exagérées et augmentation du choc précordial ; plus tard il survient de l'affaiblissement dans la contraction ventriculaire qui correspond à la dégénérescence et au ramollissement du muscle. On comprend, disent Desnos et Huchard, que l'altération graisseuse gagnant les muscles papillaires ou leur surface d'insertion, elle puisse déterminer, par suite de l'impuissance absolue ou relative de leur contraction, une insuffisance des valvules mitrale ou tricuspide.

Suivant toujours les mêmes auteurs cités par Trousseau, l'adynamie cardiaque produirait des désordres cérébraux et pulmonaires particuliers.

Ces phénomènes se traduiraient les premiers par des convulsions partielles ou générales ou simplement par une légère trémulation musculaire ; les seconds par une congestion passive qui provoque une asphyxie graduelle. (Trousseau, *Cliniques médicales*, t. I.)

Nous ne parlerons pas ici de l'œdème rouge des pieds et des mains, puisque leur présence est considérée par les auteurs comme un signe de bon augure. Ils ne sauraient donc trouver place parmi ces lignes consacrées aux complications proprement dites.

4º Complications atteignant les centres nerveux et le système nerveux périphérique.

Les troubles nerveux dans la variole sont fréquents et multiples; peu de complications s'observent aussi souvent, et l'on peut presque dire qu'il n'existe pas de variole grave sans répercussion sur le cerveau.

Le délire tranquille, plus fréquemment furieux et se traduisant par des cris avec impulsions en avant, soubresauts, menaces et tentatives de suicides, etc., sont choses si habituelles, qu'elles rentrent en quelque sorte dans la symptomatologie de la variole confluente. Quel est le médecin qui ayant soigné des picoteux n'a observé ces phénomènes, et n'a mis en garde les personnes présentes contre la possibilité de pareilles complications? Qui n'a pas vu dans les services hospitaliers consacrés à cette affection, des malheureux solidement enlacés pour leur ôter la facilité d'attenter à leurs jours, à ceux de leurs voisins, des infirmiers et des médecins? Pour notre part nous avons été témoins de nombreux cas de ce genre dont il serait, nous le croyons, sans utilité de rapporter ici la relation. Nous ne résistons pas cependant au désir de résumer l'observation suivante qui fit grand bruit dans la ville lorsque les faits qu'elle contient furent connus.

Un homme âgé de trente-sept ans, exerçant la profession de charretier, entra à l'hôpital Saint-André avec les symptômes d'une affection aiguë au début. Il avait eu dans la journée quelques frissons accompagnés de vomissements et se plaignait de° rachialgie; la fièvre était assez intense. Le soir de son entrée, à la salle 16, service de M. le professeur Mabit, il fut pris subitement d'un délire violent, menaçant ses voisins et poussant des cris furieux. A l'arrivée de l'interne de garde,

2

qui avait été prévenu sur-le-champ, le malade, armé d'une bouteille qu'il avait prise sur la tablette d'un lit voisin, brandissait cet instrument et tenait les infirmiers en respect. Mon collègue et ami M. Lafargue, interne de garde, s'étant approché, reçut sur l'épaule un coup de l'arme improvisée de ce malheureux que l'on put enfin saisir et mettre en cellule. Deux heures après, M. Lafargue et moi étant allés le voir, nous pûmes constater les débuts d'une variole hémorrhagique grave qui se caractérisait par des pétéchies disséminées sur la totalité du corps. L'état mental était toujours identique : même fureur, mêmes menaces. Quatre infirmiers transportèrent alors le malade sur une civière, dans la salle d'isolement destinée aux varioleux ; mais au moment de le placer dans son lit et lorsque pour l'empêcher de nuire on lui passait la camisole dite de force, avec une vigueur dont on l'aurait cru incapable cet homme repoussa les infirmiers qui le maintenaient, et affolé, s'échappant de leurs mains, il courut à une fenêtre dont il brisa les vitres et gagna la toiture ; après quelques pas faits sur cette périlleuse route, il s'accroupit près d'un conduit de cheminée et sembla se reposer.

Les infirmiers avaient suivi ce malheureux, ils s'approchèrent doucement et parvinrent à le saisir, non sans grands dangers, et à le ramener sain et sauf. Cet homme succomba le lendemain à onze heures, conservant jusqu'au dernier moment son délire furieux. Nous ne pûmes faire l'autopsie.

De semblables faits sont d'observation ancienne. Tous les auteurs, depuis Sydenham, Sauvage et Borsieri jusqu'à nos jours ont consigné dans leurs écrits la fréquence des troubles de l'innervation dans la variole. Joseph Franck disait que cette maladie pouvait se compliquer de la dépression des forces, de convulsions et d'autres troubles nerveux ; longtemps auparavant Sydenham avait décrit le coma ; dans ces dernières années

Jaccoud a insisté sur les convulsions, la dyspnée, le délire dans cette maladie.

La méningite variolique n'est point rare; depuis longtemps cette complication est connue. C'est un des accidents les plus redoutables de la variole, un de ceux qui tuent le plus facilement, alors que tout faisait présager une issue favorable. La méningite variolique peut survenir soit au début de l'éruption, soit pendant le cours ou après la période de suppuration. MM. Mitchell et Bell (*Histoire des affections varioleuses et varioloïdes qui ont régné à Philadelphie,* in *Journal des Progrès,* t. II, Paris, 1827) ont constaté à l'autopsie la congestion de la pie-mère et de la toile choroïdienne. Dance (*Recherches sur les altérations que présentent les viscères dans la scarlatine et la variole,* in *Archives générales de médecine,* t. XXIII) signale l'infection de tout le réseau de la pie-mère, qui formerait une membrane d'un rouge uniforme; la substance cérébrale serait piquetée et les ventricules cérébraux contiendraient de la sérosité.

Pedzholdt en 1832 fit connaître la coïncidence fréquente, disait-il, de la méningite variolique avec la péritonite de même nature.

La moelle peut être le siège de lésions diverses. Nous trouvons dans le *Compendium de médecine pratique* le résumé d'une observation de l'un des auteurs de cet ouvrage. Il s'agit d'une jeune femme morte avec d'atroces douleurs lombaires et avant que l'éruption de la variole fût faite complètement. A l'autopsie, on put constater que la consistance de la moelle était naturelle, mais on trouva une injection très marquée de la substance grise dans le renflement lombaire de la moelle.

C'est dans ces complications qui ont pour siège la moelle que l'on voit se développer des eschares au sacrum par troubles trophiques de la peau. Hâtons-nous d'ajouter que ces accidents sont très rares.

Pour J. Franck, un traitement mal dirigé était la cause presque unique des complications nerveuses : « Les troubles nerveux, écrivait-il, reconnaissent plusieurs causes, tantôt un traitement trop échauffant, tantôt trop antiphlogistique. » (*Traité de Pathologie interne*, t. II.)

L'on ne croit plus aujourd'hui à l'influence exclusive du traitement sur la production des désordres de l'innervation.

5° **Complications ayant leur siège dans l'appareil génito-urinaire.**

Rayer, dans son *Traité des maladies des reins* paru à Paris en 1840, enseignait que les affections des reins sont d'une rareté extrême dans la variole. Les auteurs plus modernes sont venus renverser cette proposition, et des observation nombreuses ont prouvé que les complications rénales étaient tout aussi fréquentes, sinon davantage, que celles qui atteignent certains viscères, le foie et la rate entre autres. Ainsi, Beer nous apprend que les reins présentent assez souvent les altérations de la néphrite interstitielle. Rilliet et Barthez, dans des autopsies faites en 1854, avaient trouvé des reins volumineux gorgés de sang, ramollis à leur surface, et ils considéraient cette lésion comme une néphrite.

L'albuminurie coïncidant souvent avec la néphrite catarrhale, est un phénomène fréquent. Trousseau affirmait que l'albuminurie se montrait environ dans le tiers des cas, aussi bien dans la variole discrète que dans la confluente, et que ce phénomène était presque aussi fréquent que dans la scarlatine.

L'hématurie s'observe aussi; moins souvent cependant que dans d'autres fièvres éruptives, la scarlatine par exemple. Quand elle existe, elle apparaît d'ordinaire avec d'autres hémorrhagies, et au début de la maladie c'est un phénomène d'une gravité extrême et d'un fâcheux augure, qui dénote le plus habituellement l'apparition d'une variole hémorrhagique; forme qui pardonne bien rarement.

Quoi qu'il en soit, c'est une complication très rare; pour notre compte, nous ne l'avons jamais observée parmi les deux cents picoteux environ atteints de variole hémorrhagique, que nous avons eu l'occasion de soigner.

L'orchite et l'ovarite varioleuses ont été signalées par Béraud et décrites par lui. Suivant ce chirurgien il ne faudrait pas entendre par ces mots une simple inflmmation du tissu de la glande survenant d'emblée, mais bien une inflammation par corps étrangers, représentés ici par les pustules varioliques, des enveloppes séreuses de ces organes amenant consécutivement une inflammation de leur parenchyme. Les symptômes de ces complications ne diffèrent presque pas de ceux qui surviennent dans l'orchite et l'ovarite franche. C'est d'abord une douleur à la pression et au mouvement, avec augmentation de volume des parties coïncidant dans l'orchite avec de la rougeur. L'orchite variolique n'atteint ordinairement qu'un seul testicule, l'ovarite est plus fréquente à gauche. Les symptômes de cette dernière maladie sont beaucoup moins accusés que ceux de l'orchite. La marche de la variole ne paraît pas être influencée par l'une ou l'autre de ces complications qui, d'habitude, se terminent par résolution.

Nous ne ferons que mentionner, sans nous y arrêter, la cystite s'accusant par des douleurs assez vives avec envies fréquentes d'uriner, miction pénible et quelquefois présence dans l'urine d'une petite quantité de pus ou de sang ; la balanite et la balano-posthite produites par l'accumulation sur le gland et le prépuce de pustules varioliques, l'œdème des grandes lèvres, tous accidents sans gravité, mais qui ne laissent pas d'incommoder le patient.

Nous ne voudrions pas quitter cette partie de l'histoire des complications varioliques sans signaler la gravité exceptionnelle que revêtent certaines maladies vénériennes lorsqu'elles coexistent avec la variole. Le chancre mou dans ces conditions prend souvent la forme gangréneuse. Nous avons souvenance d'un jeune garçon porteur d'un chancre mou au début d'une variole et dont la verge fut complètement détruite par une vaste eschare. Nous croyons du reste utilement compléter l'histoire des complications varioliques siégeant sur l'appareil génital en reproduisant *in extenso* cette observation, qui fut recueillie et publiée dans la *Gazette médicale de Bordeaux* par notre maître et ami M. le professeur agrégé Rousseau Saint-Philippe.

Le hasard vient de présenter à mon observation, dans un service d'hôpital que je n'ai fait que traverser, un malade chez lequel un chancre et une variole se sont montrés et ont évolué simultanément. Il m'a paru intéressant de vous rapporter avec quelques détails et les réflexions qu'il devra comporter ce cas de greffe d'un nouveau genre, qui doit être fort rare, peu connue et non décrite, et que la science pourtant, comme la pratique, ont intérêt à connaître et à étudier. Rien n'empêche, en effet, qu'un homme porteur d'un chancre vienne à être, en temps d'épidémie, atteint par la variole, et il est bon de savoir ce qui peut en advenir.

Avant d'entamer ce récit, je tiens à dire que j'ai voulu m'assurer, par l'examen de nombreux sujets, de quelle façon la variole se conduisait sur les organes génitaux, en particulier sur la verge indemne de toute lésion vénérienne.

Dans la variole discrète, les pustules offrent là les caractères qu'elles ont ailleurs, c'est-à-dire qu'elles sont entourées d'un nimbe inflammatoire plus ou moins intense, plus ou moins étendu, suivant les sujets. Il est rare, même dans les varioles les plus atténuées, que les boutons manquent dans cette région. Dans les cas intermédiaires, les pustules sont disposées sur le bord libre du prépuce à intervalles égaux et réguliers, comme des gouttes de cire rangées circulairement; cette disposition est très remarquable. On en trouve également dans le sillon balano-préputial et sur le gland, mais en moins grand nombre : il existe fréquemment alors une balano-posthite subaiguë, avec

.écoulement puriforme. Dans les varioles confluentes enfin, le fourreau de la verge et la verge elle-même sont tendus, tuméfiés, très douloureux, tant du fait même des boutons que par suite de l'inflammation concomitante, qui amène souvent un certain degré de phimosis accidentel. L'écoulement est abondant et infect. Les bourses participent peu, d'ailleurs, à la pustulation générale.

Voici maintenant l'histoire de mon malade :

Le 26 septembre, nous trouvons à la salle des varioleux, au lit n° 4, un jeune garçon de vingt ans, fortement bâti et d'une santé qui doit être habituellement des plus florissantes. Il offre à l'examen les signes subjectifs habituels de la variole au début : fièvre intense, rachialgie, vomissements, oppression gastrique, etc. A l'inspection, nous trouvons sur la partie sous-ombilicale de l'abdomen et le haut des cuisses une efflorescence cutanée diffuse, avec petites vésicules miliaires, rappelant exactement l'éruption de la scarlatine, et s'effaçant comme elle à la pression. Habitué à distinguer ce *rash hyperémique*, très fréquent dans cette épidémie, du *rash hémorrhagique* dont la forme, l'aspect et aussi le pronostic sont essentiellement différents, nous n'y aurions ajouté qu'une médiocre importance, si une autre circonstance n'était venue apporter du trouble et quelque perplexité dans notre esprit. Dans l'aine gauche du malade, s'offrait une chaîne ganglionnaire au centre de laquelle le malade disait avoir appliqué un emplâtre de Vigo, dont il restait effectivement quelques traces, et avoir fait des frictions d'onguent napolitain. La rougeur framboisée du voisinage était-elle donc due à l'absorption du médicament et fallait-il la regarder et la traiter comme un exanthème métallique ?

Le lendemain devait dissiper toute équivoque. Quoi qu'il en soit, nous nous mîmes en mesure de rechercher quelle était l'espèce de lésion locale qui avait déterminé l'adénite de ce côté. Mais nous fûmes obligés de nous arrêter en chemin, l'état de malpropreté du gland ne permettant en aucune façon de tirer la chose au clair. Le malade nous dit seulement qu'il portait depuis cinq ou six jours *une légère excoriation* dans la gouttière balano-préputiale, une érosion insignifiante, et n'accusa aucune blennorrhagie.

Le jour suivant, la situation était nettement dessinée. Les symptômes généraux avaient redoublé de violence : le délire était tellement furieux qu'on avait dû enchaîner le malade dans la camisole de force. La variole se montrait avec le caractère de la confluence la plus absolue, l'éruption était complète. J'avoue que nous oubliâmes alors la petite ulcération chancreuse et le bubon de la veille pour ne songer qu'à la grave affection qui allait se dérouler devant nous, et pendant les dix ou douze jours que dura le danger, nous n'eûmes pas d'autre préoccupation. Je confesse à dessein cette négligence, afin que personne ne soit tenté d'y tomber. Pour comble de malheur, l'infirmier du service qui aurait pu réparer cette omission, en nous prévenant que les draps et le linge du malade étaient salis par une suppuration nauséabonde, était incapable d'aucun renseignement de ce genre, attendu que c'était à peine s'il entendait et parlait le français, étant d'une intelligence plus que bornée.

Un jour pourtant — le malade commençait à aller mieux et pouvait parler — nous fûmes frappé de l'odeur spéciale répandue autour de lui et qui devait être due à une autre cause qu'à la seule suppuration variolique. Il se plaignit alors de la verge. Quelle fut notre stupéfaction de constater que la peau de cet organe était noire et desséchée depuis l'extrémité jusqu'à trois centimètres environ du pubis, c'est-à-dire sphacélée, transformée en une vaste eschare qui se terminait par une zone de coloration rouge vif : au-dessous, se voyait le gland envahi par une énorme végétation chancreuse, phagédénique, pultacée, qui occupait tout le pourtour et sécrétait un liquide abondant, sanieux et d'odeur repoussante !

Voilà ce qu'était devenue pendant ce temps l'érosion chancreuse du début.

M'étant assuré que la gangrène de la peau était faite et s'était définitivement limitée, je procédai, sans grande confiance, à une cautérisation énergique du chancre et prescrivis un pansement désinfectant.

Le lendemain, le gland tombait déjà en détritus ; il en pendait des morceaux détachés que le malade me priait de couper, mais que je respectai au contraire pour ne pas faire de nouvelles plaies autour de ce foyer d'infection. Le chancre, gagnant encore du côté de la racine de la verge, je fis de nouvelles et profondes cautérisations. L'aspect de l'organe était à ce moment horrible à voir. L'hypochlorite de soude liquide, l'acide phénique en lavages, le camphre et le calomel comme topiques, furent tour à tour mis à contribution pour le pansement. Néanmoins, l'ulcère phagédénique poursuivait son œuvre de destruction, taillant, disséquant, morcelant les différentes portions de la verge jusqu'à ce qu'il eût atteint l'endroit précis où s'était arrêté le sphacèle de la peau. Cependant le malade souffrait peu et continuait d'uriner sans douleur par l'urèthre enfoui dans ce magma putréfié. Enfin l'élimination fit son dernier effort, et un beau matin, nous trouvâmes la verge amputée aux trois quarts et présentant une plaie grisâtre, à bords épais et renversés et qui avait aussi envahi la peau.

Je fis une dernière cautérisation. A partir de ce moment, la réparation commença en même temps que la convalescence de la variole. La plaie reprit bonne couleur et se mit à bourgeonner sous l'influence d'un traitement tonique et de pansements excitants. La peau guérit la première, puis la verge ou plutôt le restant de la verge : chose bizarre, ce singulier moignon, long de deux ou trois centimètres au plus, prit peu à peu une forme conique qui rappelait celle du gland ; la peau et la muqueuse adhérèrent assez bien pour lui former un véritable fourreau qui le recouvrait presque en entier. Au centre, mais plutôt à la base, se voient deux ou trois bourgeons charnus. C'est là que se trouve l'orifice de l'urèthre. La miction s'exécute facilement et sans douleurs — et n'était la mutilation subie par ce malheureux garçon, mutilation opérée sans encombres, sans la moindre hémorrhagie par la nature elle-même, il serait impossible de reconnaître qu'un si gros orage a passé par là.

Aujourd'hui 12 novembre, un mois et demi après son entrée à l'hôpital, le malade se promène dans la salle, radicalement guéri de ses deux maladies, dont l'une n'a laissé que des stigmates désagréables, tandis que l'autre lui a légué l'irrémédiable difformité que je viens de décrire.

Cet exemple de chancre gangréneux du gland est certainement un des plus frappants qui existent. M. Dron a bien cité quelques faits de mortification étendue au corps caverneux lui-même, mais ces faits sont rares et la gangrène respecte habituellement cet organe.

On doit rechercher maintenant par quel mécanisme une simple ulcération chancreuse a pu devenir, en si peu de temps, cet ulcère phagédénique à caractère franchement gangréneux qui a réussi à amputer aussi radicalement la verge.

Tout d'abord on peut établir — le malade ne présente aucun accident secondaire — que nous avons eu affaire à un chancre mou, à un chancre simple, celui précisément que la gangrène complique le plus fréquemment.

De plus un certain nombre de causes, tant locales que générales sont venues provoquer la mortification des tissus dans le cas qui nous occupe.

Les chancres du gland présentent plus souvent que tous les autres la complication gangréneuse, surtout quand il y a de la malpropreté, des soins insuffisants et de la stagnation du pus chancreux sous le prépuce.

Ça été précisément le cas. De plus l'étranglement est une autre cause locale de gangrène des plus actives : dans ces circonstances, dit M. Diday, il y a arrêt ou gêne considérable de la circulation du gland et de toutes les parties étranglées, et les chancres situés sur ces organes congestionnés, à circulation ralentie, sont très disposés à être frappés de sphacèle. Or la variole confluente provoque précisément du côté de la verge des accidents de nature à déterminer l'étranglement, par l'inflammation et le phimosis qui résultent de la pustulation. On peut donc supposer qu'ici — comme dans les exemples que cite M. Diday — l'eschare a été le résultat de cette constriction en même temps qu'elle a procédé aussi directement du chancre. Les deux facteurs sont entrés en ligne de compte. Le chancre est devenu d'abord gangréneux, l'eschare s'est ensuite étendue à la peau du prépuce et finalement s'est produite sur ce point parce qu'il était à la fois étranglé et chancreux. Il est probable que l'envahissement s'est fait ainsi de proche en proche, comme dans la forme térébrante, jusqu'à ce que la violence de l'état aigu de l'affection générale se fût apaisée. C'est sans doute alors que s'est fait entre les parties vives et les parties mortes le sillon de séparation qui a servi de borne. L'eschare s'est ensuite détachée en lambeaux, puis en masse, et ce n'est qu'à ce moment que la thérapeutique, agissant sur une plaie vive, a pu arrêter et dompter le mal. Il faut dire que l'ulcération avait perdu en grande partie son caractère virulent, la gangrène — suivant l'expression de M. Diday — ayant tué le virus.

Si l'on recherche, d'autre part, les causes générales qui ont pu jouer un rôle dans cette complication, on trouve que le sujet était franchement alcoolique, ainsi qu'il nous l'a avoué depuis. Je n'ai pas besoin de dire que l'alcoolisme est une cause puissante de gangrène.

De plus, les maladies aiguës intercurrentes, les fièvres d'accès ont été signalées comme favorisant le développement du phagédénisme gangréneux. Il n'est donc pas étonnant qu'une fièvre éruptive, grave comme la variole confluente, ait pu déterminer cet accident chez un sujet d'ailleurs admirablement préparé sous d'autres rapports. On sait combien la gangrène est fréquente dans la rougeole, où l'on observe le noma et la gangrène de la vulve chez les petites filles. Maintenant, en dehors de ce caractère propre à la variole même, on peut se demander si cette disposition à la mortification des tissus n'est pas augmentée dans quelques épidémies.

6° Complications attteignant les organes des sens.

L'épistaxis est assez rare dans la variole ; il peut néanmoins exister et sa présence est diversement interprétée. Est-elle unique, peu abondante, survenant chez un enfant? elle est peu inquiétante et n'influence pas la marche de la maladie. Coexiste-t-elle avec des pétéchies, se renouvelle-t-elle souvent, est-elle abondante? sa signification pronostique est des plus sérieuses; elle annonce avec les autres symptômes le début d'une variole hémorrhagique.

L'oreille n'est pas plus à l'abri que les autres organes. On voit souvent survenir pendant le cours ou pendant la convalescence de la maladie qui nous occupe une otorrhée purulente avec toutes ses conséquences. En dehors de la douleur parfois excessive que cette complication occasionne, outre la faiblesse que procure la suppuration, un accident plus redoutable est encore à craindre. La perforation de la membrane du tympan s'observe en effet assez souvent à la suite de ces otorrhées purulentes et il peut en résulter une surdité temporaire ou éternelle.

Les ophthalmies ont été depuis longtemps décrites. Grisolle dit qu'elles débutent ordinairement à la troisième période de la variole. Les conséquences de ces ophthalmies sont multiples. Tantôt on les voit suivies de conjonctivites chroniques avec ulcération des bords libres de la paupière et chute des cils ; il survient en un mot une véritable blépharite ulcéreuse ; d'autres fois l'on constate l'apparition d'un hypopion qui souvent perforera la cornée (J. Wagner) ; dans d'autres cas, c'est à des opacités de la cornée que l'on a affaire ; enfin il arrive parfois que, sans causes appréciables, la cornée se ramollit, se perfore, l'œil se vide ou bien un staphylome s'établit (Jaccoud). Nous n'avons pas besoin d'insister pour prouver combien sont graves et sérieuses toutes les complications varioliques qui atteignent les organes des sens. Plus, peut-être que toute autres, elles méritent de fixer l'attention du médecin.

7º Complications survenant par le fait de la gestation.

Tous les auteurs sont d'accord pour affirmer la gravité de la variole pendant la gestation. Cette vérité n'avait pas échappé à Tod, et Duchateau, dans le *Journal des sciences médicales* paru en 1826, signale tous les dangers de cet état. Les observateurs plus modernes n'ont fait que confirmer l'opinion des anciens, et l'on peut presque affirmer aujourd'hui que l'état de gestation est dans la grande majorité des cas une cause de mort pour la mère et l'enfant. L'état de gestation et l'état puerpéral impriment donc à la variole une redoutable gravité ; dans la grossesse, l'avortement ou l'accouchement prématuré a presque toujours lieu et la femme survit bien rarement ; dans la phase puerpérale, le danger survient surtout de ce que la maladie revêt la forme hémorrhagique.

Le fœtus peut être affecté de variole en même temps que la mère ; dans d'autres cas, le fœtus seul est atteint, et la mère, protégée par une préservation vaccinale encore active, échappe à l'infection.

B

ACCIDENTS OU COMPLICATIONS NE SURVENANT PAS COMMUNÉMENT ET AYANT ÉTÉ PEU ÉTUDIÉES.

Nous ne suivrons pas dans ce chapitre l'ordre et la division que nous avons adoptés dans la description des complications connues de la variole. Prenant les diverses étapes de la maladie l'une après l'autre, nous nous arrêterons à chacune d'elles, examinant les phénomènes anormaux que nous avons cru reconnaître.

1° Complications survenant aux périodes d'invasion et d'éruption.

Ces complications anormales à ces périodes sont : 1° la rétention d'urine ; 2° des troubles nerveux affectant une marche et des caractères spéciaux que nous étudierons en temps opportun ; 3° l'éruption miliaire coexistant avec les pustules varioliques.

A. *Rétention d'urine.* — La rétention d'urine est un phénomène fréquent, mais peu étudié par les auteurs. Jaccoud, Grisolle, Graves, Trousseau, Béhier, n'en font nullement mention ; Monneret signale la possibilité du fait, sans insister davantage ; les auteurs du *Compendium de médecine pratique* disent que la rétention d'urine peut exister ainsi que l'incontinence ; Colin, dans son *Traité de la variole,* passe sous silence cette complication.

La rétention d'urine est cependant un accident redoutable

pouvant déterminer un accroissement de fièvre, peut être même un empoisonnement urémique ; et cette complication est d'autant plus à redouter qu'elle accompagne ordinairement les varioles les plus graves et qu'elle survient souvent dans une période où le malade, en proie au délire, ne peut manifester ce qu'il éprouve.

Avant de passer en revue la symptomatologie de cette complication, nous rapporterons, écourtées, quelques-unes des observations que nous avons recueillies sur ce sujet.

Observation I

L... (Pierre), âgé de dix-sept ans, exerçant la profession de marin, entre à l'hôpital Saint-André, le 9 avril 1878, avec une variole confluente très grave. Cet homme, d'une constitution robuste, n'a jamais été malade, n'a jamais eu ni affection de vessie, ni maladie vénérienne. Il n'a pas été vacciné.

A la période d'éruption la fièvre est très intense, le pouls plein, dur, battant 145 fois à la minute. Le deuxième jour de l'éruption, survient sans cause appréciable un délire furieux que rien n'explique.

Les infirmiers nous apprennent cependant que L... n'a que très peu uriné depuis deux jours. L'examen du ventre fait constater que la vessie est complètement distendue et remonte jusqu'à l'ombilic. On pratique de suite le cathétérisme qui donne issue à un litre et demi d'urine.

Cette opération n'a pas besoin d'être répétée, la fièvre décroît, la vessie reste encore paresseuse le lendemain, mais la rétention d'urine cesse ensuite.

Le malade succombe quelques jours après à la période de suppuration.

Observation II

R... (Joseph), âgé de dix-huit ans, garçon de magasin, entre à l'hôpital Saint-André, service des varioleux, le 13 avril 1878.

Jeune homme d'une constitution lymphatique, n'a pas eu auparavant d'affections vésicales, affirme n'avoir jamais eu de blennorrhagie, n'a jamais éprouvé d'autres maladies que celle pour laquelle il vient réclamer nos soins.

A son entrée, la fièvre est très intense, l'éruption n'est pas encore faite, il est porteur d'un rash à forme hémorrhagique. Température 40 degrés.

Le second jour de son arrivée dans les salles, le malade qui est dans la plénitude de ses facultés morales accuse une rétention d'urine absolue. Le cathétérisme est pratiqué sans difficulté, il livre passage à une quantité d'urine assez abondante. Nous ne constatons pas de rétrécissement. L'usage de la sonde est encore nécessaire le lendemain et le surlendemain. A cette époque le rash disparaît, l'éruption a fini de sortir; elle est de bon aloi, les pustules sont franches et se remplissent bien. La rétention d'urine disparaît totalement dès ce jour-là.

Le 9 mai le malade sort complètement guéri, il n'a pas vu revenir la rétention.

OBSERVATION III

P... (Jeanne), âgée de cinquante-neuf ans, journalière, entre à l'hôpital le 10 mai, salle 20, lit 3, pour une variole assez confluente.

Cette femme est d'une constitution robuste, pléthorique. Elle n'a jamais été malade, sauf la fièvre typhoïde étant jeune. Elle n'est pas sujette aux vapeurs, ni aux crises nerveuses, elle n'est plus réglée depuis six ans environ.

A la période d'éruption qui se fait régulièrement et d'une façon très satisfaisante, cette femme se plaint avec étonnement de ne pouvoir uriner. Jamais elle n'avait éprouvé semblable inconvénient. Cet état dure tout le temps de la maladie jusqu'à la dessiccation et nécessite pendant toute cette période l'emploi de la sonde.

L'urine du reste n'était pas modifiée, elle était simplement fiévreuse; pas de pus, ni aucun indice qui révélât l'existence d'une lésion vésicale.

La malade guérit très bien; le 22 mai la fièvre cessait et la patiente entrait en convalescence. La rétention d'urine disparaît pour ne plus reparaître.

Observation IV

Mend... (Philippe), espagnol, âgé de dix-huit ans, exerçant la profession de terrassier, entre à l'hôpital Saint-André le 28 avril 1878, salle 19, lit 18.

Cet homme est aux débuts d'une variole qui s'annonce comme devant être très confluente. Il n'a pas été vacciné.

L'éruption sort mal; les pustules sont plates, laissant entre elles peu ou point d'intervalles de peau saine, elles semblent entourées d'un cercle légèrement livide.

La fièvre est des plus fortes, 160 pulsations à la minute, le thermomètre marque 41°. Le malade est tourmenté par un délire furieux. Cet état dure sans discontinuer jusqu'à la dessiccation.

Le premier jour de l'éruption, rétention complète d'urine. Le malade pisse par regorgement; emploi du cathétérisme pendant cinq jours soir et matin. La sonde donne chaque fois issue à une quantité variable d'urine. Pas de rétrécissement; l'urine ne paraît point purulente. L'analyse chimique ne fait rien découvrir d'anormal, pas de sucre, pas d'albumine. Le malade quitte l'hôpital guéri, et sans avoir vu revenir sa rétention.

Observation V

L... (Jean), né à Gieos (Basses-Pyrénées), âgé de trente-cinq ans, chauffeur à l'usine à gaz à Bordeaux, entre à l'hôpital Saint-André, service des varioleux, le 20 août 1878, porteur d'une variole confluente au début. Il n'a pas été vacciné.

Tempérament assez chétif, assure néanmoins avoir une bonne santé et n'être jamais malade. Il n'a jamais eu d'accidents vésicaux, a eu dans sa jeunesse une blennorrhagie qui, dit-il, a guéri très rapidement.

Dès le deuxième jour de son entrée dans les salles, ce malade est pris d'un délire qui ne cède à aucun moyen thérapeutique. L'éruption cependant se faisait bien, la température (38° ½) n'était pas élevée, et rien n'expliquait cette perturbation. Un traitement alcoolique est administré et ne produit aucun résultat.

Le 23 août, après renseignements pris auprès des infirmiers qui nous affirment que le malade n'urine pas depuis son arrivée, nous explorons la région hypogastrique. La percussion nous dénote une vessie distendue et remplie par l'urine. Le cathétérisme pratiqué donne issue à plus d'un litre d'urine qui ne présente rien d'anormal, pas de pus, pas d'albumine. Il n'existe pas de rétrécissement.

A partir de ce moment, et vidant la vessie deux fois par jour, le délire cesse complètement le septième jour de son entrée à l'hôpital, et alors que la maladie était à la période de suppuration, la vessie reprenait ses fonctions.

Le 10 septembre, le malade sort complètement rétabli.

D'après ces observations qui se sont produites dans une période de quatre mois et alors que l'épidémie était sur son déclin, nous croyons pouvoir présumer que la rétention d'urine existe plus souvent qu'on ne le pense généralement dans le cours de la variole.

Cette grave complication est d'autant plus digne d'attirer l'attention des observateurs qu'elle est insidieuse dans sa marche, qu'elle peut passer inaperçue, qu'elle peut devenir enfin par elle-même et en dehors de la maladie première, une cause de mort pour le patient.

Le nombre restreint d'observations que nous possédons sur ce sujet, mais qui, nous n'en doutons pas, eût été beaucoup plus grand si notre attention eût été auparavant portée sur cet objet, ne nous permet pas d'établir d'une façon véridique la plus ou moins grande fréquence de cet accident sur l'un ou l'autre sexe. Sur les cinq observations que nous publions, quatre ont trait, il est vrai, à des hommes. Serait-il prudent cependant de conclure de là que la rétention d'urine survient plus souvent dans ce sexe? Nous ne le pensons pas.

L'âge paraît être sans influence; comme on a pu le lire, nous avons observé cette complication chez des jeunes gens comme aussi chez des personnes plus âgées.

Quatre des cas que nous avons consignés se sont produits

chez des sujets d'un tempérament chétif, lymphatique; le cinquième chez une femme robuste et pléthorique.

Les signes de la rétention d'urine pendant la variole sont identiques à ceux qui surviennent lorsque celle-ci apparaît d'emblée et sous l'influence de différentes causes. Aux symptômes locaux, tels que pesanteur et douleur dans la région de la vessie, succède une fièvre violente d'autant plus redoutable qu'elle peut être mise sur le compte de la maladie première et induire le médecin en erreur; puis survient le délire tranquille ou furieux, délire que parfois rien n'explique, que l'on ne sait à quelle cause attribuer, et qui d'autres fois se surajoute à celui de la maladie et en augmente l'intensité.

Notre observation V est un exemple de ce que nous avançons. Chez ce malade, l'intensité des phénomènes ataxiques n'était point en rapport avec la gravité de l'affection. Nous avons attribué tout d'abord cette anomalie aux habitudes de l'individu, que nous supposions être alcoolique; mais le traitement par l'alcool, qui dans ce cas est souverain, avait été inefficace. Le délire a cessé aussitôt l'évacuation de la vessie. L'accumulation de l'urine était donc bien la cause réelle de ces troubles violents.

C'est surtout chez la femme irritable et impressionnable par nature que la connaissance de cette complication devient nécessaire. Il arrive en effet souvent dans le cours de la variole qu'une malade est prise d'une de ces perturbations que Trousseau appelait délire nerveux et contre lequel il préconisait les antispasmodiques. Ne songeant pas à la possibilité de la rétention d'urine, on peut attribuer au délire nerveux des phénomènes d'urémie, et l'on comprend toute la gravité que peut avoir dans ce cas-là une erreur de diagnostic.

Le symptôme essentiel et caractéristique qui seul peut faire connaître d'une façon certaine, alors même que le sujet ne l'accuse pas, la rétention d'urine, est l'exploration directe de la vessie. Dans la région hypogastrique, au-dessus du pubis, existe une tumeur qui s'étend plus ou moins haut, quelquefois jusqu'à l'ombilic. La percussion dénote une matité complète dans toute l'étendue de la tumeur et qui contraste avec la sonorité des autres parties de l'abdomen. Quand on comprime cette tumeur, on augmente les envies d'uriner.

Les auteurs classiques, Nélaton d'abord, et Terrier plus tard, recommandent, pour établir d'une façon à peu près certaine le diagnostic, alors qu'on ne veut ou ne peut pas pratiquer le cathétérisme, de presser sur la tumeur en ayant préalablement introduit un ou plusieurs doigts dans le rectum ou le vagin; la main libre étant appliquée sur la paroi abdo-minale, on sent qu'un flot de liquide se déplace.

La rétention d'urine sera facilement distinguée des autres tumeurs qui auraient pu se développer dans la cavité abdo-minale, en ce que la vessie, distendue par l'urine, se développe uniformément, qu'elle augmente de volume dans un espace de temps très court, qu'elle est plus large en bas qu'en haut.

Le diagnostic de cette affection est donc par lui-même d'une assez grande facilité, et si l'on peut commettre une erreur ce n'est que par oubli; cette erreur cependant est d'autant plus pardonnable qu'il arrive souvent que les malades pissent par regorgement, d'où la nécessité absolue d'être en éveil contre la possibilité de cette complication, et pendant la période où les malades restent en proie au délire, d'examiner chaque jour la région hypogastrique chez les varioleux.

Le pronostic est subordonné au traitement qui, appliqué en temps opportun, fait disparaître les accidents.

Nous traiterons, dans un chapitre spécial, la pathogénie de cette complication.

B. *De la miliaire.* — L'éruption de miliaire survient ordinairement au quatrième ou cinquième jour de l'éruption. Cette
complication a passé moins inaperçue que la rétention d'urine.
Quelques-uns des auteurs classiques ont abordé cette question
sans cependant trop s'y appesantir. Ed. Monneret et L. Fleury
sont ceux qui insistent le plus longuement sur cette particularité. « Nous avons rencontré plusieurs fois, disent-ils, dans
les premiers jours de l'éruption, ou bien pendant la suppuration,
des vésicules miliaires très abondantes, très confluentes,
disposées en grand nombre dans les intervalles des vésico-
pustules; nous n'avons pas trouvé que cette éruption changeât
quelque chose à la marche de la variole. » *(Compendium de
médecine pratique.)*

Les auteurs plus récents, Trousseau, Jaccoud, Grisolle,
Peter, Graves, Colin, ont passé sous silence, dans la description
des complications varioliques, l'éruption miliaire.

Cette éruption, il est vrai, ainsi que le font si bien observer
les auteurs du *Compendium de médecine pratique,* est sans grande
importance et ne surajoute aucune gravité à la maladie
première. Il n'est donc point étonnant, malgré la fréquence
relative de la miliaire dans la variole, que les auteurs les plus
autorisés et les plus minutieux l'aient passée sous silence ou
l'aient simplement signalée, sans descriptions approfondies.

Quant à nous, si nous abordons ce sujet, c'est surtout à titre
de curiosité nosologique, et surtout pour faire voir combien est
fréquente cette éruption intercurrente qui peut étonner lorsque
l'on n'est pas prévenu de la possibilité de son apparition.

Personne n'ignore combien est sérieuse et d'un pronostic
fâcheux la présence de la miliaire survenant dans certaines
maladies; une accouchée par exemple, atteinte de fièvre
puerpérale et chez qui se montre, en outre, une éruption
miliaire, est souvent vouée à une mort certaine. En présence

de ce fait qui est d'observation ancienne, nous avons cru devoir insister, au contraire, sur l'innocuité de cette complication dans la variole.

L'éruption miliaire, comme nous le disons plus haut, est fréquente. Nous en rapportons ci-après plusieurs cas, sans publier toutefois toutes les observations que nous avons prises à ce sujet, dont la lecture deviendrait fastidieuse, puisqu'elles se ressemblent toutes. Ce grand nombre de cas dont nous parlons, a été non seulement vu par nous, mais encore par notre chef de service, M. le Dr Burguet, et par les élèves attachés aux salles de varioleux.

Voici la relation de quelques-uns des faits auxquels nous faisons allusion.

OBSERVATION VI

P... (Clodinne), vingt et un ans, tailleuse, native de Boulogne-sur-Mer (Pas-de-Calais), entre à l'hôpital Saint-André le 16 janvier 1878 pour une variole à forme cohérente.

Elle habite Bordeaux depuis environ deux ans, n'a pas été malade depuis très longtemps. Elle a été vaccinée étant jeune, mais pas revaccinée. Elle n'est pas sujette aux affections cutanées. Étant jeune elle a eu la rougeole. Cette jeune fille est de forte constitution.

Variole assez confluente. Les 17 et 18 janvier la variole suit une marche régulière ; à une fièvre violente et une rachialgie opiniâtre succède un calme relatif à l'apparition de l'éruption. Le pouls est à 80° : le thermomètre marque 38°. Le troisième jour de l'éruption apparaît dans les espaces de peau laissés sains entre les vésico-pustules, une éruption très confluente de vésicules miliaires. Cette éruption débute par la face antérieure des deux avant-bras, rapidement elle gagne les bras et s'étend ensuite à toute la surface thoracique et abdominale. La malade s'en inquiète, prend cette nouvelle éruption pour une autre poussée varioleuse et nous fait part de ses craintes. Il n'existe pas de réaction fébrile, pas de transpiration. Le thermomètre reste au même point. L'état général est très satisfaisant.

L'éruption miliaire disparaît sans laisser de traces le onzième jour de la maladie.

Cette jeune fille quitte l'hôpital vingt jours plus tard complètement rétablie.

OBSERVATION VII

A... (Catherine), native d'Oltes (Basses-Pyrénées), âgée de trente-deux ans, exerçant la profession de couturière, entre à l'hôpital Saint-André le 27 janvier 1878.

Cette femme est robuste, elle habite Bordeaux depuis environ neuf ans. Elle n'a jamais été vaccinée.

Cette femme présente les symptômes de début de variole très grave ; elle porte sur la face interne des cuisses un rash à forme hémorrhagique ; l'éruption ne se fait pas, les pustules sont remplacées par des pétéchies nombreuses occupant différentes parties du corps, il se montre, en outre, des hémorrhagies multiples ; métrorrhagie, épistaxis, hémoptysies. L'état général est très grave ; malgré l'apparence de vigueur de cette femme, le pouls est petit, mou, dépressible mais précipité ; la température est élevée. Pas de délire. Le 28 janvier, la situation n'a pas changé, les hémorrhagies sont toujours abondantes et si l'on découvre sur le corps les traces de pustules, elles sont en petit nombre, disséminées, plates, entourées d'un cercle livide. Le 29 janvier survient une éruption très confluente de vésicules miliaires. Cette éruption siège exclusivement sur le thorax et l'abdomen, nous ne pouvons en découvrir ni sur la face ni sur les membres supérieurs ou inférieurs.

La malade succombe le lendemain 30 janvier, ayant, jusqu'à la fin, conservé son intelligence.

OBSERVATION VIII

L... (Jacques), âgé de vingt-quatre ans, cocher, entre à l'hôpital Saint-André le 29 décembre 1877, service des varioleux.

Ce malade paraît jouir d'une bonne santé ; à seize ans, il a eu la fièvre typhoïde, plus tard des fièvres intermittentes ; il ne paraît pas alcoolique et assure n'avoir jamais eu aucune affection cutanée. Il a été vacciné.

Variole discrète ; l'éruption, qui se fait bien, est achevée à la fin du second jour. Le troisième jour de l'éruption, 2 janvier, apparition sur la face antérieure des bras et des avant-bras, ainsi que sur l'abdomen et le thorax, de nombreuses vésicules miliaires. Cette éruption inter-currente ne s'accompagne pas de fièvre, et le malade ne s'en inquiète nullement.

Tout disparaît avec les pustules varioliques, le malade entrait en convalescence dix jours après son apparition dans la salle, et quelques jours plus tard sortait complètemet guéri de l'hôpital.

OBSERVATION IX

V... (Etienne), âgé de vingt et un ans, exerçant la profession de cordonnier, entre à l'hôpital Saint-André le 10 janvier 1879, service des varioleux.

V... est atteint d'une variole discrète; l'éruption se fait bien, elle est peu confluente. Cet homme est d'une bonne constitution, il n'a jamais eu de maladies sérieuses, n'est pas sujet aux affections cuta-nées. Il a été vacciné.

Le second jour de l'éruption, alors que l'état général est excellent, température 38°, pouls à 70, survient une éruption très confluente de vésicules miliaires qui apparaît d'abord sur le thorax et gagne l'abdo-men. Cette éruption siège sur les intervalles de peau sains. Ces vési-cules miliaires sont très confluentes, comme nous le disions, de beau-coup plus nombreuses que les vésico-pustules varioliques; elles sont entourées d'un cercle rouge et remplies d'un liquide opalescent. Cette éruption ne semble rien changer à la marche de l'affection première. La température que nous prenons deux fois, le matin et le soir, n'a pas augmenté, le pouls est toujours calme, le malade ne s'inquiète nullement de cette complication.

L'éruption miliaire disparaît au moment où commence la dessicca-tion varioleuse. Quelque temps après, V... sortait de l'hôpital com-plètement rétabli.

OBSERVATION X

D... (Marguerite), vingt et un ans, tailleuse, entre à l'hôpital Saint-André le 7 mai 1878, service des varioleux, salle 20.

Tempérament lymphatique, mais pas d'antécédents scrofuleux. Pas de traces de tuberculose ; n'a jamais fait de maladie sérieuse ; n'est pas sujette aux affections herpétiques. Elle a été vaccinée.

Cette femme est atteinte d'une varioloïde discrète qui ne présente aucune gravité. L'éruption se fait bien, sans fièvre. Le premier jour de l'éruption survient, concurremment avec les pustules varioliques, une éruption de miliaire assez confluente. Cette éruption se distingue facilement de celle due à la varioloïde, elle s'achève très rapidement. Elle se produit sur les mains, les bras, le thorax et l'abdomen, mais nous ne pouvons en découvrir sur les membres inférieurs. Elle est surtout abondante aux plis des aines, sans cependant envahir les cuisses. Ces vésicules miliaires sont remplies d'un liquide blanchâtre, légèrement transparent, et sont entourées d'un cercle rouge qui disparaît à la pression.

Cette complication ne tourmente nullement la malade qui ne s'en plaint pas ; elle n'augmente pas la température qui est presque normale (37° $\frac{9}{10}$) et disparaît trois jours après son apparition, avant le commencement de la période de dessiccation.

Marguerite D... sort complètement guérie quelques jours plus tard.

OBSERVATION XI

F... (Jean), natif de Gondonville (Tarn-et-Garonne), âgé de vingt ans, entre à l'hôpital Saint-André le 28 avril 1878, service des varioleux, salle 19.

Cet homme est d'une constitution qui paraît vigoureuse ; il a cependant des antécédents scrofuleux ; l'auscultation ne révèle pas de traces de tuberculose ; il n'est pas sujet aux affections cutanées. Il a été vacciné.

Variole à forme cohérente, mais marchant convenablement. L'éruption se fait bien ; les pustules, qui sont de bonne nature, se remplissent facilement. Trois jours après le début de l'éruption et alors que celle-ci est complètement achevée, se montrent sur le thorax et l'abdomen ensuite de nombreuses vésicules miliaires occupant les espaces de peau laissés sains par les pustules varioliques. Cette nouvelle éruption ne paraît pas changer la marche de l'affection première, elle n'augmente pas la fièvre et ne semble gêner le malade en aucune façon. Elle disparaît du reste quatre jours après au moment où la variole était en dessiccation.

Le malade quitte l'hôpital le 25 mai complètement rétabli.

Sur les six observations de miliaire que nous publions, toutes ont trait à des sujets jeunes, n'étant pas âgés de plus de vingt-cinq ans. Une seule observation VII se rapporte à une femme de trente-deux ans. Nous n'avons pu constater parmi tous les varioleux qui sont passés dans nos salles, un seul individu, ayant quarante ans ou davantage, porteur de cette complication. L'âge adulte aurait-il une immunité particulière, ou bien y a-t-il simplement dans ces faits une pure coïncidence? C'est là une question que nous ne pouvons résoudre et que nous nous contentons pour le moment d'indiquer.

L'influence du sexe paraît être nulle. Nous avons pu observer l'éruption miliaire aussi souvent chez l'homme que chez la femme. La gravité de la variole ne paraît pas avoir une grande portée sur l'apparition de cette complication. S'il est vrai que nous la voyons accompagner des varioles discrètes, nous pouvons d'un autre côté la voir apparaître avec des varioles cohérentes, confluentes et même hémorrhagiques.

Pouvons-nous mettre en jeu le tempérament des sujets? Là aussi nous trouvons la plus grande diversité; les constitutions vigoureuses, pas plus que celles lymphatiques et scrofuleuses, ne sont à l'abri de l'apparition de cette éruption.

Le siège de la miliaire, dans le cours de la variole, nous a paru mériter notre attention. Nous n'avons jamais pu apercevoir une seule vésicule sur les membres inférieurs. Dans les six observations que l'on vient de lire, l'éruption a toujours siégé sur le thorax et sur l'abdomen, quelquefois sur les bras et les avant-bras, une fois sur la face dorsale des deux mains. Ce défaut d'éruption sur tout le segment inférieur du corps est une bizarrerie dont nous n'entrevoyons pas la cause et sur laquelle nous insistons à titre de curiosité.

« La miliaire, dit M. Henri Gintrac(¹), est une fièvre éruptive
caractérisée par des vésicules. Petites, distinctes, comparées
pour le volume et pour la forme à des grains de millet, elles
ont pour base une tache d'un rouge plus ou moins vif ; elles
contiennent un liquide primitivement limpide et séreux, qui
devient plus tard trouble et blanchâtre et disparaît ensuite en
laissant une légère desquammation. » Cette description s'ap-
plique entièrement à la miliaire survenant dans le cours de la
variole.

La miliaire a été observée dans le cours d'un certain nombre
de maladies. M. Henri Gintrac, que nous citions plus haut,
signale la pneumonie ; de Folchi, Barthe, de Borville, la phthisie
pulmonaire, la méningite, l'hépatite. La miliaire se trouve
aussi dans le cours du rhumatisme ; tous les auteurs classiques,
Franck, Rayer, Bouillaud, Gubler, Grisolle, Trousseau, Valleix,
Hardy et Béhier, signalent la fréquence de cette complication.
Aucun, comme l'on voit, ne parle des fièvres éruptives en
général, et de la variole en particulier. La miliaire se voit
cependant assez souvent dans la rougeole et la scarlatine.

Dans quelle condition s'observe la miliaire ? Dans certaines
contrées, où elle sévit épidémiquement, elle paraît coïncider
avec le renouvellement de l'air (Henri Gintrac) ; elle semble,
dans certains cas, être déterminée par l'usage des excitants,
surtout pendant la grossesse ou après la parturition ; elle peut
encore être provoquée par la suppression de la respiration
cutanée, par un refroidissement, une affection morale (Besnier).

La miliaire a été quelquefois critique ; elle a pu apporter un
changement favorable et hâter la terminaison des maladies
dans le cours desquelles elle s'est manifestée (Henri Gintrac).

(¹) Art. *Miliaire,* in *Nouveau Dictionnaire de Médecine et de Chirurgie
pratiques.*

M. Ernest Besnier [1] affirme que la miliaire ne peut être sporadique.

Comme nous le faisons voir par nos observations, l'éruption miliaire ne paraît pas déterminer, comme dans certaines autres affections, aucun changement ni favorable ni défavorable dans le cours de la variole.

[1] Art. *Miliaire,* in *Dictionnaire des Sciences médicales.*

C

ACCIDENTS ATTEIGNANT LE SYSTÈME NERVEUX

Ces complications sont celles sur lesquelles notre attention a été le plus vivement attirée. Par la variété des manifestations, par la pluralité des phénomènes, par la gravité plus ou moins grande [que ces accidents peuvent imprimer à la maladie première, ces complications, que nous appelons nerveuses, sont dignes d'être remarquées.

Les accidents nerveux proprement dits, délire, coma, etc., ne sont point rares, et dans une autre partie de ce travail, nous nous en sommes longuement occupé; mais ce ne sont pas des faits de ce genre que nous venons signaler; ce que nous avons surtout en vue, c'est la localisation de certains phénomènes sur telle ou telle partie du système de l'innervation, et la variété des manifestations qui peuvent surgir. Il n'est point commun en outre d'observer une paralysie, par exemple, limitée à un organe; paralysie dépendant uniquement de la maladie primitive, disparaissant avec elle ou persistant indéfiniment. Cette bizarrerie pathologique a donné lieu à peu de travaux, a été très peu étudiée. C'est en vain que nous avons recherché des documents. Nous n'avons pu retrouver qu'une observation ayant trait à ce sujet. Cette observation, nous la reproduisons ci-après; elle est due à M. Bonnet, président de la Société de Médecine de Bordeaux, et fut publiée en 1837 dans le *Journal de Médecine et de Chirurgie pratiques* (t. VIII, page 153). Nous la ferons suivre d'une autre observation qui nous est personnelle, et de plusieurs autres, recueillies et

publiées par M. le professeur agrégé Rousseau Saint-Philippe,
notre maître et ami, à qui revient surtout l'honneur d'avoir
insisté sur cette matière.

OBSERVATION XII

(Observation publiée par BONNET.)

Une jeune personne de dix-huit ans, femme bien constituée, habitant
les environs de Bordeaux, éprouvait depuis deux jours quelques légers
dérangements, lorsqu'elle tomba tout d'un coup sans connaissance et
dans des convulsions terribles qui se renouvelaient presqu'à chaque
instant. Elle avait perdu l'usage de ses sens depuis trois jours quand
on vint me chercher le 30 août 1819. Elle n'avait rien pris depuis
trois jours, parce que les mâchoires, fortement serrées l'une contre
l'autre, n'avaient point permis l'introduction dans la bouche de la
plus petite goutte de liquide.

L'auteur raconte qu'il assiste à l'apparition d'une variole qui bientôt devient confluente et il termine ainsi son observation :

Une chose aussi qu'il importe de noter, c'est que l'articulation des
mots resta difficile pendant plusieurs mois. Toutes les fois que la
malade voulait parler, elle était saisie d'un bredouillement très
fatigant et ce n'était qu'au bout d'un gros moment qu'elle parvenait
à exprimer ce qu'elle avait l'intention de dire.

OBSERVATION XIII

(Observation personnelle.)

Surdité temporaire.

G... (Jean), âgé de trente-quatre ans, né à Lescat (Basses-Pyrénées),
pompier, entre à l'hôpital Saint-André le 30 décembre 1879.

En demandant son admission, le malade se plaint de rachialgie
violente, de céphalalgie; la peau est chaude, le pouls fiévreux;
mais comme aucune éruption ne s'est manifestée, il est dirigé sur un
service de médecine, salle 16.

Le 1er janvier, le malade est transféré aux varioleux, salle 19,
lit 7.

Lorsque nous l'examinons le 2 janvier au matin, G... est porteur sur le visage, la face interne des cuisses, les poignets et les mains, de taches érythémateuses et papuleuses qui ne laissent pas de doutes sur la nature de la maladie.

De plus, le malade est atteint d'une surdité si profonde que les sons les plus retentissants appliqués ou produits le plus près possible de ses deux oreilles ne peuvent être soupçonnés de lui. Par écrit, nous lui demandons des renseignements sur la façon dont s'est produite cette infirmité et sur les phénomènes qui l'ont accompagnée.

Le malade nous apprend qu'aussitôt son arrivée à la salle 16 et alors que ses douleurs rachialgiques et céphalalgiques étaient à leur maximum, il a vu la surdité survenir et augmenter peu à peu jusqu'au point actuel.

Le lendemain, 3 janvier, la variole s'est tout à fait accentuée, les papules sont devenues vésicules et avec l'éruption l'infirmité a commencé à décroître.

Arrivé à la période de suppuration, G... a recouvré en grande partie la faculté de l'audition.

Le 22 janvier, il est en pleine convalescence de sa variole qui a été à forme cohérente et qui a suivi régulièrement ses différentes phases. Cependant le malade bien qu'entendant facilement n'a plus, affirme-t-il, la même finesse d'ouïe. Il reste comme une certaine trace légère de son affection.

Notons, en outre, que le patient a un air d'hébétude qu'il ne possédait pas auparavant lorsque nous eûmes l'occasion de l'examiner, salle 14, où nous l'avions traité pour une bronchite. Les réponses sont lentes, il paraît comprendre les demandes qu'on lui adresse avec difficulté.

OBSERVATION XIV

(Observation recueillie par mon collègue et ami M. Laconche, interne à l'hôpital Saint-André, et par M. le professeur agrégé Rousseau Saint-Philippe, et communiquée par ce dernier.)

Paralysie glosso-labio-pharyngée temporaire.

Une jeune femme de vingt ans, relevant de couches et nourrice, entre dans les salles de varioleux avec les prodromes de variole. Il est impossible de tirer d'elle aucun renseignement, attendu qu'elle délire et présente une agitation extrême; les symptômes généraux sont graves; vomissements abondants; le pouls est très fréquent, plein ; la respiration très fréquente aussi, les battements du cœur violents et tumultueux. Il y a une assez forte perte qu'on peut ici plus que partout ailleurs appeler de l'épistaxis utérine. L'éruption se présente sous l'apparence scarlatiniforme avec boutons acuminés. La rachialgie a été, paraît-il, et est encore assez intense. On administre des sudorifiques et une potion excitante et diaphorétique.

Le lendemain, la variole est très incomplètement sortie; les symptômes généraux restent les mêmes.

Le surlendemain, le délire se calme, mais on constate que la malade est dans l'impossibilité de répondre d'une façon intelligible aux questions qu'on lui pose; elle bredouille et ne peut articuler. Pourtant elle remue la langue, elle sait la montrer. L'infirmière ajoute qu'elle ne saisit que très imparfaitement entre ses lèvres la cuillère ou la tasse contenant sa potion, sa tisane ou son bouillon. Notons que cette impuissance ne saurait être attribuée à des pustules occupant la langue ou les lèvres, attendu que l'éruption n'est encore qu'à son origine. Les jours suivants, la paralysie gagne du côté du pharynx et du voile du palais; la malade ne boit plus sans effort et sans rejeter par le nez les liquides qu'on lui présente, à tel point qu'on renonce à lui en donner.

Cependant la variole suit son cours; malgré le caractère de confluence extrême de l'affection, tout se passe de la façon la plus simple. La malade passe par les périodes de suppuration, de maturation et de dessiccation sans éprouver le moindre accident. La convalescence se montre enfin et s'achève sans encombre. La parole revient peu à peu et l'acte de la déglutition reprend son fonctionnement normal, quand un beau matin la malade annonce qu'elle a essayé en vain de sortir de son lit. Il lui a été impossible de remuer les jambes. On s'inquiète, on regarde; effectivement la malade était paraplégique; la sensibilité étant d'ailleurs à peu près conservée. Quinze jours après, sous l'influence d'un simple traitement tonique, le mouvement reparaissait dans les membres inférieurs. Au bout d'un mois, la malade quittait la salle guérie et délivrée de toutes ses paralysies.

Observation XV [1]

(Observation recueillie et publiée par mon collègue et ami M. Laconche, interne à l'hôpital Saint-André, et M. le professeur agrégé Rousseau Saint-Philippe, et communiquée par ce dernier.)

Paralysie glosso-labio-pharyngée temporaire.

Un jeune garçon de vingt-deux ans, robuste et de bonne santé habituelle, est apporté à l'hôpital le 27 septembre, à deux heures de l'après-midi, avec des prodromes incontestables de variole : vomissements, fièvre intense, rachialgie, oppression et cardialgie. Il est malade depuis deux jours. Il a eu une épistaxis légère. Pas d'éruption encore. Mais le malade est aphasique, il ne peut articuler ni boire. La température n'a pu être prise ici pas plus que dans le cas précité. Potion diaphorétique.

Le lendemain matin à la visite, les symptômes de paralysie glosso-pharyngée semblent atténués. Nous faisons compter le malade. Il prononce difficilement certains nombres et ne peut en articuler d'autres. Symptômes de congestion céphalique.

En présence de l'insuffisance de l'éruption qui sortait très mal, nous recourons à un moyen qui nous a rendu les plus grands services pendant notre passage aux varioleux, des frictions généralisées d'huile de croton.

En même temps nous prescrivons l'acétate d'ammoniaque en recommandant à l'interne de ne pas hésiter à faire une émission sanguine si, dans l'après-midi, les accidents reparaissaient. La paralysie ayant disparu à la visite du soir en même temps qu'un délire furieux se montrait, douze sangsues furent appliquées aux malléoles.

Le jour suivant, l'éruption était faite; la fièvre et les symptômes cérébraux avaient cédé; l'articulation et la déglutition étaient moins imparfaites quoique très irrégulières encore.

Les choses restèrent en l'état jusqu'à la période de dessiccation pendant laquelle la parole revint normale, ainsi que l'acte de déglutition. Notons qu'il n'y eut pas chez ce malade de paraplégie, mais que pendant les quinze premiers jours de sa maladie il y eut de l'incontinence d'urine. Au surplus, aujourd'hui ce jeune homme est radicalement guéri de sa variole et du reste ; sa convalescence n'a pas été

[1] *Gazette médicale de Bordeaux,* 1er novembre 1877.

non plus entravée par aucun de ces épiphénomènes si fréquents en pareil cas.

Observation XVI

(Observation inédite, communiquée par M. le professeur agrégé R. Saint-Philippe.)

Paralysie de la langue survenue à la période d'invasion d'une variole non confluente. — Persistance du phénomène après la guérison.

Mme B..., cinquante-quatre ans, est une ouvrière laborieuse qui passe ses nuits au travail et dont la santé est chétive et délicate. Elle vit au milieu de déplorables conditions d'hygiène et habite une rue sombre, étroite et malsaine.

En décembre 1877, elle est prise de la variole et dès le troisième jour de l'invasion elle présente des troubles de la parole que M. R. Saint-Philippe attribue d'abord au délire commun ; mais en interrogeant la malade avec attention, il lui est facile de reconnaître que la pensée est nette, que l'intelligence est lucide et que le pouvoir de transmission est seul entravé. La malade s'aperçoit parfaitement qu'elle bredouille et prononce tout de travers ; parfois à force d'efforts et en se reprenant fréquemment, elle arrive à peu près à opérer l'articulation, puis elle retombe dans son incapacité première et se contente, pour se faire comprendre, de parler par des signes. Ses lèvres d'ailleurs ni le pharynx ne sont atteints ; le verre est saisi et le liquide dégluti très correctement.

La variole, d'autre part, sort mal. Au cinquième jour l'éruption est encore incomplète et il faut les plus rigoureuses frictions pour amener à la peau une efflorescence convenable. Notons que les phénomènes généraux classiques offrent une intensité remarquable, sauf la rachialgie qui est insignifiante. La maladie après des phases diverses marche pourtant vers la guérison. La convalescence fut troublée seulement par l'apparition, sur les cuisses, de deux anthrax qui mirent beaucoup de temps à se réparer ; mais la parole ne revenant que lentement, il était toujours très difficile à la malade de se faire comprendre, et malgré la prédiction de M. R. Saint-Philippe (l'histoire des deux premiers malades que nous avons racontée, l'ayant autorisé à considérer ces accidents comme passagers), malgré des soins appropriés et malgré l'œuvre du temps, Mme B... reste bègue, alors qu'avant la variole elle parlait comme tout le monde.

La courte histoire de cette malade était écrite quand les événements sont venus lui donner une suite. Au mois de juillet dernier Mme B... a été prise d'un érysipèle de la face qui a débuté par des vomissements presque incoercibles et s'est accompagné rapidement de phénomènes ataxo-adynamiques mortels. La malade a été enlevée en cinq jours, après avoir présenté tour à tour de la torpeur intellectuelle, de l'hébétude, du délire et un redoublement d'aphasie.

OBSERVATION XVII

(Observation inédite, communiquée par M. le professeur agrégé R. SAINT-PHILIPPE.)

Paralysie temporaire de la langue, ayant débuté avec la variole à la première période de la maladie.

Par une singulière coïncidence, le fait actuel concerne la fille de la malade qui fait le sujet de l'observation XVI. Sujet âgé de vingt-deux ans.

Tout le temps que dura la maladie de sa mère, cette jeune femme résista aux conseils qui lui étaient donnés, se faire vacciner, et quand enfin elle s'y décida il n'était plus temps. Elle fut prise de prodromes trois jours après la vaccination, qui n'aboutit pas et n'eut naturellement pas d'effet sur l'éruption. La variole revêtit le caractère de la confluence, mais dès l'apparition des premiers symptômes de la période d'invasion, on s'aperçut que la malade s'exprimait difficilement ; bientôt la parole s'embarrassa tout à fait et pendant trois ou quatre jours survint un mutisme presque absolu. En même temps M. R. Saint-Philippe constatait un autre phénomène qu'il n'avait point noté encore ; c'est que la vue elle-même sembla s'affaiblir. La malade vous regardait comme quelqu'un qui ne voit pas et quand en lui parlant on se plaçait en face d'elle, on voyait distinctement que ses yeux cherchaient d'où venait la voix. Elle-même avouait d'ailleurs cette diminution de la faculté visuelle ; les pupilles étaient démesurément dilatées, voilà tout. Nul autre phénomène objectif du côté de l'appareil, pas de surdité non plus. Bientôt ces symptômes spéciaux firent place à un délire furieux avec agitation extrême. L'éruption survint et suivit la marche classique, et à mesure que le mal s'atténua, les signes de paralysie s'amoindrirent aussi ; si bien que vers le vingt-deuxième jour environ, la malade avait repris son langage habituel sauf quelques incorrections. La vue était déjà revenue. Bref la guérison complète eut lieu, et aujourd'hui il ne reste plus de trace apparente de cette double lésion fonctionnelle.

Cette jeune personne offrait comme sa mère les attributs d'un tempérament fortement lymphatique. Elle vivait de la même vie et ne devait pas présenter une bien plus grande résistance vitale. Pourtant la paralysie observée n'a été qu'éphémère, tandis que chez la mère elle ne disparut point totalement; mais ne peut-on pas penser aussi que la manifestation cutanée qui a été bien plus complète chez la seconde a contribué à ce résultat en jouant pour ainsi dire le rôle d'un dérivatif puissant?

Les accidents que nous venons de signaler en publiant les observations précédentes sont, comme on le voit, des plus curieux, des plus complexes et sortent complètement des complications nerveuses observées classiquement. Le point le plus important à étudier est certainement la pathogénie : nous le ferons dans un chapitre spécial.

2° Complications survenant aux périodes de maturation, dessiccation, ou pendant la convalescence.

Comme complication anormale survenant à ces différentes étapes de la variole, nous avons surtout en vue de décrire l'érysipèle, dont nous avons pu observer une véritable épidémie chez nos varioleux. En signalant ce fait qui peut devenir une source de dangers réels, nous croyons ne pas faire une œuvre inutile, car il peut en découler des règles d'hygiène, s'appliquant à l'isolement des malades et à l'encombrement des salles, qui peuvent être d'un incontestable secours.

L'érysipèle a été observé quelquefois dans la variole. Monneret et Fleury *(Compendium de médecine pratique)* le signalent; Monneret, dans sa *Pathologie interne,* en fait aussi mention. Trousseau, qui avait tout observé, parlant de la phlébite capillaire, dit un mot de l'érysipèle. Citons-le textuellement: « L'existence de la phlébite capillaire dans la variole, dit-il, n'est pas démontrée, mais cette hypothèse devient très vraisemblable lorsqu'on se rappelle qu'il existe quelquefois dans la variole confluente un érysipèle des bras et des jambes. » *(Clin. Méd., t. I, p. 69.)* Enfin Hebra, de Vienne *(Traité des maladies de la peau),* s'exprime ainsi : « Dans quelques cas il survient des dépôts sous forme de furoncles, d'abcès, de petites collections purulentes sous-cutanées ou même situées encore plus profondément, offrant l'aspect de *pseudo-érysipèles* ou inflammation du tissu aréolaire. Cette dernière affection a d'autant plus droit à une mention spéciale qu'elle constitue une des plus dangereuses complications de la variole. »

Nos observations n'ont pas donné complètement raison au professeur de Vienne, puisque sur les très nombreux cas d'érysipèle dont nous rapportons ci-après les relations écourtées, une fois seulement nous avons eu affaire à un érysipèle gangréneux qui a emporté le sujet, deux ou trois fois à des érysipèles graves ambulants, et toutes les autres fois au contraire à des érysipèles bénins qui se sont heureusement terminés en quelques jours.

Cette affection éclate ordinairement vers la fin de la troisième semaine, quelquefois un peu avant, d'autres fois plus tard ; elle prend naissance sur les surfaces ulcérées laissées à nu par la chute des squammes, soit autour de ces squammes elles-mêmes. Elle envahit telle ou telle partie du corps sans distinction ; la face, le cuir chevelu, les membres inférieurs ou supérieurs, le thorax et même l'abdomen en sont tributaires. Notons cependant que dans les cas que nous avons observés, il a surtout choisi la face pour lieu d'élection.

Cet érysipèle débute, comme l'érysipèle chirurgical ordinaire, par une élévation de température, des vomissements, quelquefois même du délire ; puis le malade se plaint de douleurs dans la région envahie, qui est extrêmement sensible et douloureuse à la plus légère pression. Si l'on examine cette partie, on trouve la peau tuméfiée et chaude, d'une coloration diffuse rouge ; il survient souvent des phlyctènes tantôt grosses et réunies en une seule, tantôt au contraire plus petites, nombreuses et disséminées. Ces phlyctènes s'observent surtout à la face. Le sujet accuse à cet endroit une sensation de brûlure et de tension, les ganglions lymphatiques voisins sont rapidement envahis, bientôt enfin l'érysipèle s'étend et la période d'état est constituée. Après quelques jours (on ne peut exactement fixer le nombre, cela dépend de la gravité de l'érysipèle et de la forme qu'il revêt), la tension diminue, la peau perd cet aspect brillant qu'elle avait, la rougeur prend une teinte plus sombre, enfin la surface cutanée se recouvre de légères squammes. Dans certains cas l'érysipèle se termine par un abcès ou des furoncles, parfois après avoir brusquement abandonné une partie du corps il apparaît sur un autre point de la surface cutanée (variété ambulante).

Cette dernière variété est relativement rare après la variole puisque, comme nous le disions plus haut, parmi les nombreux faits dont nous avons été témoin, nous n'avons pu la noter que deux ou trois fois.

L'âge, la constitution, la gravité de la variole, le sexe, paraissent être sans influence sur la production de ces accidents. La contagion est la source presque unique de l'érysipèle survenant chez les varioleux.

Nous rapportons ici le résumé de quelques-unes des observations les plus intéressantes que nous avons recueillies sur ce sujet.

Observation XVIII

M... (Pierre), né à Audou (Landes), âgé de quarante-cinq ans, terrassier, entre à l'hôpital Saint-André, salle 19, lit 14.

Variole confluente qui marche bien, la dessiccation est complète le vingt-sixième jour; le malade est depuis huit jours en convalescence.

Le vingt-septième jour de son entrée à l'hôpital et alors qu'il pensait pouvoir demander son exeat, M..., qui n'a point quitté la salle d'isolement des varioleux, est pris de frissons et de nausées accompagnés de vomissements. La fièvre est assez forte, à ce point que le malade craint d'être atteint d'une nouvelle variole.

Le lendemain se développe autour d'une ulcération qu'il portait au coude droit, une rougeur érysipélateuse qui envahit tout le membre supérieur du même côté.

L'état général est grave, la température marque le soir 40°, la langue est sèche, des symptômes d'adynamie s'accentuent; les frissons reviennent fréquemment. Médication tonique.

Six jours après, une fluctuation évidente se montre sur la partie interne de l'avant-bras et nécessite deux larges ouvertures qui donnent issue à un pus louable et de bonne nature.

Le malade entre en convalescence et sort entièrement guéri treize jours plus tard.

Observation XIX

Ch... (Albert), né à Bordeaux, vingt-trois ans, entre à l'hôpital le 19 juin, salle 19, lit 15.

Varioloïde. Le 2 juillet, alors qu'il était en convalescence, étant couché auprès d'un érysipélateux, il est subitement atteint de maux de tête, frissons; des vomissements surviennent: il se plaint d'un mal d'oreille violent. La fièvre s'allume, le pouls est fréquent, le thermomètre marque dans le creux de l'aisselle 40°6; la face est rouge, les pommettes saillantes; on constate à la palpation l'engorgement des ganglions cervicaux.

Le lendemain 3 juillet, un érysipèle phlycténulaire a envahi l'oreille et l'œil du même côté; l'état général est satisfaisant.

Deux jours après, le mal a abandonné son point d'élection premier et s'est porté sur le côté droit de la face. Les choses suivent cette fois encore un cours régulier.

Le 11 juillet le malade était de nouveau en convalescence.

Observation XX

R... (Jean), trente-deux ans, maçon, né à Bordeaux, entre à l'hôpital Saint-André, le 6 mars.

Homme robuste et d'une forte constitution. Variole très confluente qui évolue bien; la convalescence commence le seizième jour. État général satisfaisant, abcès multiples au pourtour de la parotide dans la région rétro-maxillaire et mastoïdienne droite. Suppuration et guérison; mais les tissus restent durs et fluxionnés.

Le 10 mai au soir, fièvre, frissons, vomissements.

Le 11 au matin, on perçoit un érysipèle, à grosses phlyctènes envahissant toute la joue, l'oreille et le cuir chevelu à droite. La fièvre est intense; l'état des voies digestives n'est pas mauvais, mais la sécheresse de la langue et des muqueuses est extrême. Pas de diarrhée. La face est gonflée, l'érysipèle a envahi tout le cuir chevelu.

Pendant deux jours l'état général et local reste le même. Température 40°, le pouls est petit et très fréquent. Traitement par les toniques et l'alcool.

Le troisième et quatrième jour la température descend à 39°, le pouls est toujours fréquent, la langue est plus humide.

Le 18 mai au matin, après une décroissance graduelle, le malade était en pleine convalescence.

OBSERVATION XXI

Sal... (Joseph), né à Caudéran (Gironde), trente-deux ans, fabricant de caisses, entre le 5 avril en convalescence d'une variole qui paraît avoir été grave par suite des traces qui se voient encore.

Il présente au-dessus du nez une ulcération large comme une pièce de cinq francs produite par la chute d'une squamme variolique.

C'est sur cette ulcération que se montre un érysipèle qui envahit le front, le cuir chevelu et les joues. Cet érysipèle débute par un frisson, de la fièvre, un état saburral de la langue.

L'érysipèle dure cinq jours et se termine par la guérison. Après l'apparition de l'exanthème, la fièvre cesse et l'état général devient excellent.

Quelques jours après, 19 avril, alors que l'érysipèle de la face était à peu près terminé, nouveaux frissons, nouveaux vomissements, diarrhée, et un nouvel érysipèle se déclare à la jambe et au pied droit. Le 19 et le 20, la fièvre est intense, puis tout rentre dans l'ordre; le malade sort complètement rétabli.

OBSERVATION XXII

B... (Claude), né à Montaut (Basses-Pyrénées), âgé de dix-sept ans, garçon de café.

Variole à forme cohérente. Entre en convalescence le 24 février. Le 27, fièvre précédée de frissons, vomissements, état saburral de la langue. Le lendemain, apparition d'un érysipèle phlycténulaire débutant par la narine droite et envahissant bientôt toute la face et le cuir chevelu. L'état général est satisfaisant, bien que la fièvre soit continue et assez intense.

La maladie est jugée le cinquième jour après son début.

OBSERVATION XXIII

D... (Jeanne), vingt-trois ans, domestique, née à Saint-Apre (Dordogne), entre le 28 mars 1878.

Variole discrète à marche régulière. Bon tempérament, santé jusqu'alors excellente.

Le 9 avril, frissons, fièvre, vomissements; le lendemain se montre sur la face un érysipèle qui débute par le nez et envahit le cuir chevelu. État général satisfaisant, mais œdème des extrémités inférieures. Pas d'albumine dans les urines.

La malade sort guérie.

OBSERVATION XXIV

L... (Louise), vingt et un ans, domestique, entre à l'hôpital Saint-André, le 15 février 1878, pour une variole discrète qui suit un cours régulier.

Pendant la convalescence, à la suite d'un accès de fièvre suivie de nausées, vomissements et d'un état saburral de la langue, survient un érysipèle qui débute sur la joue gauche et envahit toute la face et le cuir chevelu. Notons pendant toute la durée de la maladie une diarrhée rebelle et des vomissements incoercibles. Pas d'albumine dans les urines. Guérison le huitième jour.

Observation XXV

S... (Léonard), vingt-six ans, entre à l'hôpital Saint-André, le 6 mars 1878.

Variole discrète. Dans la convalescence, érysipèle débutant par le nez et l'oreille et la joue droite, gagnant toute la figure et le cuir chevelu. Au début, frissons, fièvre, pas de vomissements; guérison le sixième jour.

Observation XXVI

D... (Jean), quarante et un ans, charretier, entre à l'hôpital Saint-André le 6 mars 1878.

Homme d'une constitution robuste et vigoureuse, n'a jamais été vacciné.

Variole confluente. Convalescence le seizième jour après le début de l'affection.

Le dix-neuvième jour après, un frisson très violent, des vomissements répétés et une fièvre très intense (pouls 136, T. 40°), commence sur la face, à gauche, autour d'une squamme varioleuse, un érysipèle qui gagne le cuir chevelu. Médication tonique.

Quatre jours après, l'érysipèle est en décroissance, et trois jours plus tard, c'est-à-dire le septième jour après le début de l'affection, l'érysipèle a complètement disparu, laissant à sa suite des abcès multiples du cuir chevelu avec décollement, qui nécessitent plusieurs incisions et qui retiennent le malade un mois encore à l'hôpital.

Le malade sort néanmoins complètement rétabli.

Observation XXVII

L... (Jeanne), trente-six ans, couturière, entre à l'hôpital Saint-André, le 27 janvier 1878, pour une variole assez discrète qui suit une marche régulière.

Cette femme est d'un tempérament très lymphatique; elle se plaint d'être souvent malade, elle a des antécédents scrofuleux. Elle accuse avoir eu, étant jeune, des ophthalmies rebelles et des engorgements ganglionnaires qui sont arrivés à la suppuration.

Pendant la convalescence de sa variole, elle est assaillie par une diarrhée séreuse, très abondante, rebelle à tout traitement, qui la fatigue beaucoup et met même, pendant un certain temps, son existence en danger.

A la suite de cette diarrhée qui avait enfin fini par disparaître, survient, le 3 mars, un accès de fièvre des plus violents, accompagné de nausées, vomissements et précédé d'un frisson intense.

Le lendemain, 4 mars, érysipèle de la face. Etat général grave. Température 39° 4'. Langue sèche, délire tranquille, diarrhée abondante. Médication tonique et alcoolique.

Le 7 février, l'érysipèle pâlit; état général toujours grave, apparition d'un nouvel érysipèle sur le bras droit.

Le 8 février, l'érysipèle envahit l'épaule du même côté; la diarrhée a cessé, la langue est toujours sèche. Température 39°.

Le 12 février, la maladie s'est transportée sur tout le thorax; adynamie profonde, vomissements, pas de diarrhée. Température 39° 8'.

Le 14, l'érysipèle, tout en demeurant sur le thorax, se montre de nouveau à la face.

Le 15, l'affection gagne le dos et la nuque; œdème des membres inférieurs, pas d'albumine dans les urines; état général toujours grave.

Du 15 au 25 février, l'érysipèle reste localisé au dos, gagnant tantôt d'un côté ou de l'autre. Pendant ce laps de temps, l'œdème des pieds et des jambes persiste toujours, sans albumine dans les urines.

Le 27 février, la rougeur érysipélateuse avait complètement disparu laissant à sa suite deux énormes abcès froids siégeant au niveau des deux omoplates et qui, évacués avec le Dieulafoy, donnèrent issue à une quantité considérable d'un pus séreux mal lié, de mauvaise nature.

Le 18 mars, la malade demandait sa sortie et quittait l'hôpital dans un état de cachexie profonde.

Observation XXVIII

B... (Catherine), native d'Auriou (Basses-Pyrénées), âgée de quarante ans, journalière, entre à l'hôpital Saint-André le 8 décembre 1877. Bonne constitution, a été vaccinée. Variole discrète.

Pendant la convalescence, frissons, fièvre, nausées et vomissements. Le lendemain se montre un érysipèle de la face qui débute par le menton. Après l'apparition de l'exanthème, la fièvre tombe, l'état général est excellent. L'érysipèle dure cinq jours et se termine par la guérison.

Observation XXIX

S... (Catherine), âgée de quarante-cinq ans, née à Captieux (Gironde), couturière, entre à l'hôpital Saint-André le 6 janvier 1878.

Bonne constitution. A été vaccinée. Variole discrète. La malade entre en convalescence le 16 janvier.

Trois jours après, 19 janvier, après un accès de fièvre qui avait eu lieu la veille, se montre un érysipèle de la face prenant naissance sur une ulcération située dans la petite fossette rétro-maxillaire au devant de l'oreille. La rougeur s'étend sur tout le côté gauche de la face et sur l'œil dont la paupière est œdémateuse. A l'apparition de l'exanthème, l'état général est très satisfaisant, la fièvre est peu intense, le pouls plein, la langue est bonne.

La malade demande sa sortie quelques jours plus tard.

Observation XXX

B... (Jean), vingt et un ans, terrassier, Espagnol, entre à l'hôpital Saint-André le 5 janvier 1878, salle 19, lit 1.

Variole très confluente. Cet homme n'a pas été vacciné.

La convalescence commence le 22 janvier. Le 25 au matin, après un frisson, des nausées et des vomissements multiples, un érysipèle phlycténulaire apparaît sur la jambe et le pied droit, prenant naissance autour d'une ulcération du pied. La fièvre qui avant l'apparition de l'exanthème était assez intense, tombe lorsque celui-ci se montre, la chaleur diminue peu à peu. L'érysipèle disparaît quatre jours après son début, laissant à sa suite des abcès multiples avec décollements qui nécessitent plusieurs incisions étendues.

Cet homme était d'une constitution chétive, lymphatique et présentait des traces de tuberculose au début. Un an auparavant il avait eu la fièvre typhoïde, qui, affirmait-il, avait été très sérieuse et l'avait retenu au lit plus de quarante jours.

Observation XXXI

V... (Louis), vingt-sept ans, terrassier, entre à l'hôpital Saint-André le 2 décembre 1877.

Variole à forme cohérente. La maladie est jugée en dix jours.

A la chute de squammes épaisses siégeant sur le nez, cette partie est envahie par un érysipèle limité exclusivement à cet organe. Pas de réaction fébrile, l'exanthème a seulement été précédé d'un jour de fièvre, sans frissons; pas de vomissements.

Le malade est guéri trois jours après; il n'a point gardé le lit.

OBSERVATION XXXII

L... (Pierre), né à Pressignac (Dordogne), quarante-quatre ans, marin.

Variole assez confluente à son entrée à la salle des varioleux, le 29 décembre 1877.

Pendant la convalescence, frissons, fièvre, puis survient un érysipèle qui débute par le pourtour de l'ombilic. Cet homme est atteint en outre d'une cirrhose du foie.

Le 10 janvier au soir, hémorrhagie violente qui dure de dix heures du soir à une heure du matin, malgré le tamponnement des fosses nasales pratiqué par l'interne de garde. L'érysipèle a gagné tout l'abdomen.

Le 11 janvier, l'état général est grave : le pouls est faible, peau sèche, teint bistré et cachectique. L'érysipèle n'a pas diminué. Médication tonique et stimulante.

Le 13 janvier, l'érysipèle s'est déplacé et a gagné les lombes. L'ascite, qui auparavant était peu inquiétante, a tellement augmenté qu'elle nécessite une ponction qui donne issue à sept litres de liquide citrin, clair et limpide.

Le 14 janvier, l'état général est toujours grave, l'épysipèle gagne les fesses.

Le 15 janvier, les testicules, les pieds, les jambes sont œdématiés ; les urines sont rares ; la langue est sèche ; il survient un peu de diarrhée. L'érysipèle existe toujours.

Le 16 et le 17 janvier, pas de changement dans l'état général, qui est très grave. L'érysipèle a gagné les cuisses et les jambes et a de nouveau reparu dans le dos. Pas d'albumine dans les urines.

Le malade succombe le lendemain. A l'autopsie, on trouve toutes les lésions classiques de la cirrhose atrophique du foie.

Observation XXXIII

Saint-W... (Jean), trente-trois ans, cocher, entre le 29 janvier 1878.
Variole à forme cohérente qui évolue normalement. Cet homme n'a pas été vacciné.

Le 11 février le malade est déjà depuis deux ou trois jours en convalescence lorsqu'il est pris subitement de frissons, fièvre accompagnée de vomissements bilieux. Cette fièvre dure deux jours, après lesquels apparaît un érysipèle qui se développe autour de squammes, résultat de l'affection première, et envahit toute la jambe droite.

A l'apparition de l'exanthème, l'état général du malade s'améliore, c'est-à-dire la fièvre tombe, la chaleur diminue, l'état saburral de la langue disparaît.

L'érysipèle disparaît quatre jours après.

Observation XXXIV

M... (Louis), mécanicien, trente-six ans, entre à l'hôpital Saint-André, salle 19, lit 11.

Homme doué d'une très forte constitution et d'un embonpoint considérable.

Variole assez discrète, s'accompagnant cependant pendant toute sa durée d'un délire inquiétant.

Le 5 février 1878, le malade entre en convalescence. Le 6 février, délire furieux, fièvre intense; la langue est sèche. Pas de vomissements. Traitement purgatif et antispasmodique. Pas d'amélioration.

Le 9 au matin, le délire a un peu cessé, la fièvre est toujours forte. M... se plaint d'un ganglion douloureux et gonflé dans l'aine; en le découvrant nous constatons la présence d'un érysipèle qui a envahi la jambe du même côté.

Abcès multiples à la suite. Le malade guérit très bien.

Observation XXXV

C... (Donis), vingt-quatre ans, d'origine espagnole, commissionnaire, entré le 6 janvier 1878.

Variole exceptionnellement grave, C... n'a pas été vacciné. A la suite, abcès multiples, phlegmon de l'œil, perforation de la cornée, fonte du globe oculaire.

Le malade va bien, lorsque le 14 février, il est pris, après deux jours de fièvre, d'un, érysipèle qui débute par la joue à gauche et envahit toute la face et le cuir chevelu. Guérison de l'érysipèle en dix jours, mais il laisse à sa suite des abcès de la tête avec décollement.

Observation XXXVI

B... (Marie), cinquante ans, marchande, native de Roffiac (Cantal).

Varioloïde marchant régulièrement, convalescence le neuvième jour, a été vaccinée et revaccinée.

Le 9 décembre, érysipèle de la face débutant à gauche, gagnant l'œil, s'étendant au cuir chevelu. Fièvre précédée de frissons, vomissements. Dès l'apparition de l'exanthème la fièvre diminue. Guérison complète quatre jours après l'apparition de la manifestation cutanée.

Observation XXXVII

L... (Jacques), vingt-quatre ans, cocher. Entré à l'hôpital Saint-André, le 20 décembre.

Homme doué d'une vigoureuse constitution, n'a jamais été malade, a été vacciné. Variole discrète.

Le 10 janvier, frissons suivis d'une fièvre intense, inquiétante, qui dure deux jours sans qu'on puisse lui attribuer de causes; le troisième jour éclate un érysipèle de la face envahissant l'œil droit, puis l'abandonnant et gagnant le cuir chevelu. A l'apparition de l'exanthème état général bon, réaction fébrile nulle. Pas d'abcès consécutifs.

Observation XXXVIII

D... (Marie), vingt-trois ans, née à Auch, lisseuse, entrée le 22 novembre, n'a pas été vaccinée.

Variole confluente qui a donné de sérieuses inquiétudes. Pendant la convalescence, abcès multiples. Le 11 janvier, alors que la malade était prête à quitter l'hôpital, frissons, fièvre, engorgement ganglionnaire ; le lendemain débute un érysipèle de la face à gauche. L'affection prend naissance sur de petites ulcérations produites par l'arrachement de squammes. Réaction fébrile peu intense. L'érysipèle reste localisé à l'endroit où il a pris naissance. Guérison le cinquième jour.

Observation XXXIX

R... (Cyprien), quarante ans, serrurier, entré le 29 novembre, a été vacciné.

Variole discrète. Pendant la convalescence, érysipèle de la face à droite, le cuir chevelu est envahi. A l'apparition de la manifestation cutanée, la fièvre prodromique qui était peu intense, cesse complètement. Pas d'abcès consécutifs.

Guérison le septième jour. Notons comme particularité un œdème des membres inférieures débutant le second jour de l'apparition de l'érysipèle et cessant avec lui. Pas d'albumine dans les urines.

Observation XL

Esc... (Anne), seize ans, charbonnière, entrée le 29 novembre.

Variole discrète, a été vaccinée. Pendant la convalescence, fièvre, frissons, vomissements ; survient un érysipèle de la face peu étendu. La fièvre continue, délire tranquille. Le surlendemain, nouvel érysipèle sur la joue gauche. Les deux paraissent avoir eu pour point de départ les bords d'une solution de continuité produite par l'arrachement de squammes.

Guérison le huitième jour.

Observation XLI

Ch... (Marie), native de Castets (Landes), domestique, n'a jamais été vaccinée.

Jeune fille d'une constitution robuste, vient d'habiter un pays où les fièvres intermittentes sont endémiques, et a beaucoup souffert, dit-elle, de cette maladie. Elle habite Bordeaux depuis deux mois.

Variole très confluente, sortant mal, les vésico-pustules sont plates et entourées d'uné aréole légèrement livide. La fièvre est très intense, pas de délire. Température à l'éruption ne s'abaisse pas, 39°8. Rachialgie intense, persistante ; langue sèche, la parole brève, la voix saccadée. Médication stimulante et diaphorétique.

Le sixième jour de son entrée dans le service des varioleux, l'état général étant toujours très alarmant, survient sur l'épaule droite un érysipèle qui envahit tout le bras du même côté et empiète légèrement sur le thorax.

La fièvre augmente, température 40°2 ; la langue se sèche complètement, survient un peu de délire tranquille.

Le lendemain matin des plaques de sphacèle se montrent aux endroits envahis par l'érysipèle. Le soir, le sphacèle s'est étendu, les plaques se sont réunies, la malade est porteur d'une vaste eschare. État général toujours très grave, l'adynamie est profonde, le délire a cessé.

La patiente succomba le surlendemain, conservant sa lucidité jusqu'au dernier moment.

D'après les cas que nous venons de citer, nous ferons remarquer : 1° combien a été fréquent l'érysipèle siégeant à la face et s'y localisant ; 2° que très souvent il a revêtu la forme phlycténulaire ; 3° que dans presque toutes les occasions ces érysipèles se sont accompagnés ou plutôt ont été précédés de phénomènes gastriques, vomissements, état saburral, etc. ; enfin nous insisterons surtout sur l'innocuité relative de cette épidémie d'érysipèle, puisque dans toutes nos observations nous n'avons eu à constater qu'un seul décès pouvant être mis sur le compte de cette affection.

D

PATHOGÉNIE

**1º Pathogénie de la rétention d'urine et des accidents nerveux
à forme paralytique venant compliquer la variole.**

Nous réunissons à dessein, au point de vue pathogénique,
ces deux complications. Nous attribuons à chacune d'elles un
lien de relation commune et une cause unique. Nous espérons
pouvoir démontrer que l'une et l'autre sont dues à des modifications identiques et que si la manifestation diffère, le point de
départ est le même.

Examinons auparavant les diverses opinions émises et les
théories que les auteurs qui ont écrit sur ce sujet ont énoncées.

Dans un travail sur le délire et les accidents nerveux survenant dans le cours de la variole, analysé par Klein dans la
Revue des Sciences médicales, le Dr H. Emminghauss d'Iéna
signale une série de phénomènes atteignant le système nerveux
à la suite ou pendant le cours de la variole. Quelques-uns des
malades qui font le sujet des observations de l'auteur allemand
avaient présenté des troubles graves pendant le cours de la
maladie; d'autres varioleux avaient conservé ces mêmes troubles
après la maladie ou pendant la convalescence.

L'auteur cite huit cas très curieux. Dans trois de ces cas,
dont un s'est terminé par la guérison, les troubles cérébraux
avaient coïncidé avec une élévation de la température, mais
dans les autres la température s'abaissait précisément au
moment du trouble intellectuel.

H. Emminghauss considérait d'abord les échanges nutritifs auxquels donne lieu la variole comme capables de produire des accidents cérébraux. On constate, dit-il, des troubles cérébraux dans toutes les affections où les combustions organiques sont irrégulières, soit par diminution de certaines substances, comme dans l'anémie; soit par la présence de substances toxiques dans le sang, comme dans le diabète.

Se rangeant à cette dernière opinion, l'auteur croit pouvoir attribuer à la perte de l'albumine entraînée par la formation des pustules une partie des modifications spéciales que subissent les combustions organiques ; le gonflement de la tête et celui du cou contribueraient eux aussi, pour leur part, aux manifestations nerveuses par l'anémie cérébrale qu'ils produisent.

Emminghauss tire de ces hypothèses les conclusions suivantes : s'appuyant sur les recherches de Joseph Bauër qui prouve que la décomposition de l'albumine et sa diminution dans le sang sont toujours accompagnées d'une accumulation de graisse dans le sang, cette altération chimique, cette graisse de nouvelle formation, jouerait le rôle d'agent spécifique et serait la principale cause des troubles cérébraux chez les varioleux. Un certain nombre d'analyses chimiques ont permis à l'auteur, dit M. Klein, de constater la présence d'acides gras dans l'urine en proportions croissantes avec la gravité de la variole.

Nous donnons cette hypothèse avec tout ce qu'elle a de nuageux, pour ce qu'elle peut valoir, laissant à chacun le soin de la commenter et d'y ajouter foi. Cette interprétation pourrait être admissible pour des accidents envahissant le système nerveux tout entier ou ayant un retentissement sur toutes les facultés psychiques, mais elle ne peut prévaloir lorsqu'il s'agit d'expliquer la pathogénie d'effets de localisation sur tel ou tel organe des sens.

La théorie de l'empoisonnement par la graisse, si je puis me servir de cette expression, n'en reste pas moins à sa place et méritait d'être signalée, au moins à titre de curiosité, dans cette partie de ce travail.

Attribuerons-nous à l'hyperémie les accidents paralytiques que nous venons de décrire? C'est l'opinion de Jaccoud (¹) et de Gubler (²) pour des faits analogues ; c'est celle de M. R. Saint-Philippe, c'est aussi la nôtre.

Pour Jaccoud, le fait n'est pas douteux. On peut en juger par les lignes suivantes qu'il écrit à propos de la rachialgie variolique : « On observe des douleurs lombaires dont l'intensité varie depuis celle de la simple courbature, permettant encore quelques mouvements, jusqu'à la violence de la douleur névralgique avec irradiation dans les membres inférieurs, dont l'immobilité peut être momentanément aussi complète que dans la paraplégie. » Depuis que les travaux de Beer ont fait connaître les altérations du tissu interstitiel du rein dans la variole, on a cru trouver dans ce processus local la cause de ces douleurs. Mais cette interprétation n'est compatible ni avec la précocité du symptôme, ni avec ses caractères, ni avec les effets sur la motricité des membres, et il convient de voir dans cette rachialgie le *résultat* d'une fluxion active sur l'axe spinal et de la compression des nerfs au niveau des trous intervertébraux par les plexus veineux gorgés de sang.

Ne pourrait-on attribuer à la même cause, en dehors des phlegmasies du cœur et de ses membranes, cette dyspnée parfois effrayante que l'on observe si souvent chez les varioleux sans altération organique et sans modifications pulmonaires? C'est encore l'opinion de Jaccoud, qui l'attribue à la fluxion des parties supérieures de l'axe cérébro-spinal.

(¹) *Étude sur les paraplégies.* — Paris, 1854.
(²) *Mémoire sur les paralysies liées aux maladies aiguës.* — Société Médicale des hôpitaux de Paris, 1859, 1860, 1861.

Reste à déterminer si cette hyperémie est de nature inflammatoire.

C'est encore à l'autorité de Jaccoud que nous allons avoir recours. Écoutons ce qu'il écrit à propos de la méningite chronique :

« Indépendamment des modifications des méninges elles-mêmes, les lésions consistent en produits (exsudats, néo-membranes) plastiques déposés en couches plus ou moins épaisses sur divers points de l'encéphale, notamment sur la convexité et à la base. Les exsudats basilaires siègent souvent sur les cordons des nerfs crânieux, et après en *avoir entravé la fonction,* ils finissent par en amener l'atrophie. »

Certes, cette notion est de majeure importance; elle nous prouve que l'inflammation est l'origine très probable de ces singulières affections dans lesquelles, chroniquement, l'atrophie se montrerait consécutivement à l'altération de la substance nerveuse par suite de la compression par ces produits nouveaux.

Mais si ces altérations peuvent arriver à la longue à la destruction des éléments, ne pouvons-nous pas, d'un autre côté, observer à l'état aigu une simple modification passagère, par hyperémie, dans la fonction de la partie du système nerveux envahie?

Nos observations semblent le prouver. Est-ce à dire pour cela que toutes ces paralysies soient temporaires? Non certes. Nous avons signalé un cas où la lésion persista indéfiniment, et pour lequel nous avons tout lieu de croire qu'à l'hyperémie première succéda une véritable hémorrhagie localisée avec destruction de la substance nerveuse.

Maintenant, dans quelle catégorie doit-on placer les paralysies que nous avons relevées? Dans celles que Jaccoud, dans son livre sur les paraplégies, a démontrées survenir au début des maladies aiguës, et qui pour lui sont l'effet de l'état dyscrasique du sang ou plus précisément d'une détermination organique sur le cerveau et la moelle. Fidèle à sa doctrine, il attribue, nous l'avons vu plus haut, à une congestion des sinus veineux rachidiens la paraplégie initiale de la variole. Il nous est donc permis de penser, avec M. R. Saint-Philippe, qui a si bien exposé cette théorie ([1]), que dans quelques cas, cette hyperémie, cette fluxion de l'axe spinal, ne s'arrête pas aux parties inférieures, mais s'étend jusqu'en haut.

Quant à l'hémorrhagie, que nous supposons pouvoir survenir consécutivement, ne pourrait-on en trouver la raison dans un état particulier des artères et des veines qui, prédisposées dans certains cas, trouveraient dans cette hyperémie une puissante cause occasionnelle?

Quelle que soit la théorie que l'on adopte pour expliquer ces phénomènes, nous croyons néanmoins pouvoir poser en principe que ces paralysies fonctionnelles sont indépendantes de la pustulation qui n'existe pas encore lorsqu'elles se produisent.

Les paraplégies des fièvres et des maladies aiguës, et par extension les phénomènes nerveux paralytiques que nous rangeons dans la même catégorie, ont été regardées comme de simples troubles fonctionnels. Mais la plupart des maladies qui sont ici en cause, dit Jaccoud, ont pour caractère commun d'être infectieuses ou contagieuses et de produire rapidement une altération du sang. Or, on sait que l'absorption de certains poisons végétaux ou minéraux est une cause pathogénique de paraplégie; dans la variole, la dyscrasie est produite par la substance toxique variolique dont l'essence est encore inconnue, mais dont la manière d'agir doit être évidemment la cause de l'hyperémie, que nous supposons comme conséquence du trouble fonctionnel. Ce rapprochement est d'autant plus

([1]) *Gazette Médicale de Bordeaux.*

légitime qu'on a vu la maladie produite par l'introduction artificielle d'un poison morbide dans l'organisme déterminer également des accidents de paralysie.

Dans cet état de choses, nous croyons qu'il est impossible d'appeler ces paralysies fonctionnelles, car ces phénomènes morbides sont essentiellement sous la dépendance d'une altération considérable de la masse du sang, ayant forcément un retentissement sur l'organisme en général et sur le système nerveux en particulier.

Une autre théorie que l'on peut invoquer, et c'est sur elle surtout que nous baserons la pathogénie de la rétention d'urine variolique, est celle dite de l'*épuisement*.

A l'état normal le repos et l'activité sont la condition *sine quâ non* du fonctionnement régulier d'un organe quelconque. Aussi bien que l'inertie fonctionnelle absolue, dit Jaccoud, le maître éclairé dans ces questions, l'excitation trop violente, trop répétée ou trop prolongée, anéantit par épuisement l'excitabilité des éléments nerveux, et dans ces conditions anormales, ces éléments perdent leur propriété de réaction; ils restent inertes sous l'influence de leur excitant naturel. Les études récentes sur l'électricité animale ont fait connaître la logique de cette théorie (*Annales de Physiologie,* 1844). Si, dit Valentin, on soumet un nerf à l'action d'un courant constant d'une certaine force, le nerf devient incapable, aussi longtemps que dure l'expérience, de conduire efficacement l'excitation. L'excitabilité, grâce à laquelle le nerf normal conduit jusqu'au muscle l'excitation qu'il a subie, est anéantie ; le nerf est paralysé.

Examinons maintenant le mécanisme de la paralysie vésicale amenant la rétention d'urine.

La vessie, d'après notre hypothèse, est d'abord fortement excitée par suite de l'état congestif de la moelle dont le pouvoir excito-moteur est à ce moment fortement accru ; il y a donc dans l'organe, dès le premier moment, une surcharge nerveuse, une dose excessive d'activité dépensée en pure perte. Bientôt l'excitabilité de la moelle est épuisée par suite du surcroît de travail qu'elle vient d'accomplir, et par l'excitation intense et continue qu'elle subit par le fait de la maladie. Supposons cet épuisement poussé jusqu'à l'inertie, le courant est interrompu : la moelle, dans une de ses parties, ne peut plus livrer passage à l'excitation motrice.

Il est possible qu'une modification chimique se produise dans la constitution des éléments nerveux, modification qui corresponde à l'altération fonctionnelle ; mais elle n'est pas irréparable puisque la manifestation disparaît, dans la plupart des cas, sans laisser de traces.

7° Pathogénie de l'érysipèle.

La résistance morbide de la peau est subordonnée à son état d'intégrité. Cette notion fondamentale est d'une évidence incontestable. Les modifications si grandes déterminées dans le derme de l'épiderme par le travail phlegmasique de l'éruption variolique, ne jouent-elles pas dans cette circonstance le rôle de puissante cause prédisposante? La peau rendue plus sensible, plus impressionnable par la lutte énergique qu'elle vient d'avoir à supporter, n'a plus dès lors sa résistance habituelle ; son principe vital n'est plus intact. Les papilles nerveuses et vasculaires, dont la dépense a été excessive, sont rendues plus irritables ; la fluxion et l'hyperémie de la peau devient dès lors certaine sous l'influence de la moindre cause. L'épiderme d'un autre côté n'est pas indemne ; jeune, et de nouvelle formation, il ne peut jouer complètement le rôle de vernis protecteur qu'on lui attribue ; sa consistance est diminuée. Donc, toutes les conditions qui peuvent favoriser l'absorption miasmatique ou autres, se trouvent réunies chez le varioleux convalescent : pertes excessives de l'organisme et par conséquent réceptivité morbide très grande, état local approprié.

Étudions en quelques mots la peau à son état normal, et voyons ensuite les modifications qu'elle a subies.

La peau se compose de deux parties : le derme et l'épiderme.

La partie essentielle du derme sont les papilles, que M. Sappey a divisées, suivant leurs volumes, en quatre groupes, et Albinus en deux, suivant leurs formes.

Au point de vue physiologique, le seul qui doive nous occuper, on établit deux sortes de papilles : les unes sont vasculaires, les autres sont nerveuses. Leur nom indique leurs fonctions. Outre ces éléments de premier ordre, on trouve encore du tissu conjonctif et élastique de la graisse, des follicules pileux et sébacés, de petits muscles annexes aux follicules pileux, et signalés par Kolliker, des vaisseaux artères, veines et lymphatiques, enfin des nerfs. Ajoutons en outre que l'on y rencontre encore certains organes particuliers dont les rôles sont divers : corpuscules de Pacceni, corpuscules du tact ou de Meissner, etc.

L'épiderme se divise en deux couches : l'une superficielle, qui se renouvelle constamment et dont l'existence, la vie, est finie ; l'autre, jeune et vivante couche de Malpighi.

Sa couche externe est cornée ; elle est constituée par une série de cellules épithéliales superposées. La couche profonde présente des angles et des dentelures s'engrenant mutuel lement et formant sur le derme un enduit imperméable, et absorbant difficilement.

Quelles modifications subit la peau du varioleux ?

L'épiderme, ainsi que le démontre Hebra, subit d'abord une imbibition interstitielle d'où résulte un soulèvement des deux couches.

Plus profondément le derme, dans toute son épaisseur jusqu'au tissu cellulaire sous-cutané, est le siège d'une hyperémie circonscrite et isolée, disposée en foyer, hyperémie dont le plus grand développement paraît occuper le corps papillaire. Barensprung, qui a décrit ces lésions, enseigne que les papilles sont allongées par suite du travail phlegmasique effectué dans les anses vasculaires; leur revêtement épidermique est soulevé. La couche de Malpighi, épaissie en totalité, est occupée par un exsudat. A une période plus avancée, toutes les parties du derme qui ont été le siège de l'exsudat sont détruites par la suppuration, et elles guérissent sans réparation complète de la substance envahie, puisqu'il reste après cette réparation de petites cicatrices réticulées et déprimées. Il y a donc là une véritable nécrose des éléments du derme, et, plus tard, réparation plus ou moins complète suivant le degré de lésion de ces éléments.

L'aspect extérieur de la peau révèle, du reste, chez le varioleux convalescent, une partie de l'atteinte profonde qui a été portée à la vitalité de la surface cutanée.

Au toucher, la peau est rude, accompagnée d'une sécheresse qni existe aussi bien à la suite de la variole qu'après les autres dermatites aiguës suppuratives ou non. A la vue, elle paraît lisse, luisante; elle est recouverte de légères squammes, et cet aspect furfuracé lui est communiqué par le nouvel épiderme dont la couche cornée n'est pas parfaite et qui s'exfolie facilement; la circulation est plus active, à en juger par la coloration de la peau qui est d'un rouge vif.

Alors qu'à l'état sain, l'épiderme, par sa conformation, résiste aux agents extérieurs, et c'est là son principal rôle, après la variole, cette proposition se trouve renversée; il n'est plus apte à exercer cette protection, ainsi que la nature l'avait voulu. L'organisme se trouve exposé sans défense à toutes causes d'absorption, saines ou malsaines. Le derme, de son côté, modifié dans sa texture, n'a plus la même conformation; il possède des éléments jeunes beaucoup plus propres dès lors à être envahis, et opposant aux agents morbides une résistance moindre.

Ceci admis, la pathogénie de l'érysipèle variolique, son mode d'introduction, sa diffusion rapide, sont faciles à comprendre, et sa propagation, le processus étant créé, devient nécessaire, puisqu'il tombe sur un être dans un état de réceptivité éminemment favorable.

De ces notions doit forcément découler cette conclusion : en pareille circonstance, l'érysipèle, toutes choses égales d'ailleurs, doit prendre le caractère épidémique, puisque tous les sujets soumis au contage présentent la même constitution médicale. Nous pourrions ajouter que cette façon d'envisager les choses démontre une fois de plus toute la contagiosité de l'érysipèle. Mais nous n'avons pas besoin d'insister là-dessus; nous ne sommes plus au temps où l'on regardait l'érysipèle comme une simple inflammation cutanée produite par une action irritative quelconque, indépendante de toute action générale et épidémique.

De ces réflexions nous tirons une réflexion pratique : à savoir combien l'on doit éloigner des salles de chirurgie où l'érysipèle est en quelque sorte endémique, si je puis me servir de cette expression, les malades convalescents de variole, et combien serait utile un hôpital spécial et grandement aéré, pour les sujets qui relèvent de cette affection.

E

TRAITEMENT.

1° Traitement de la rétention d'urine.

Le traitement de la rétention d'urine ne peut être que palliatif puisque, d'après la pathogénie que nous donnons de cette anomalie, la congestion ou l'hyperémie de la moelle disparue, cause de la rétention, l'effet cesse. On emploiera donc le cathétérisme pour vider la vessie, et pour cela on usera de telle instrumentation qui conviendra à chaque cas. Il ne rentre pas dans le cadre de ce travail de décrire les différentes sondes employées, ni le manuel opératoire du cathétérisme lui-même.

Le traitement de l'affection première, celui qui s'adresse à la cause même de cette complication, sera surtout utile ; il comprendra des émissions sanguines de toutes sortes, saignées, sangsues, etc. C'est ce dernier moyen qui a surtout été mis en usage par notre maître, M. le Dr Burguet, lorsque la rétention d'urine ne cédait point d'elle-même. Les sangsues appliquées à l'anus ont l'avantage de dégorger les sinus rachidiens et d'agir par conséquent sur le corps du délit.

2° Traitement des complications nerveuses à forme paralytique.

Dans ce cas, c'est aussi aux émissions sanguines, chez les sujets pléthoriques, que nous avons eu recours, et c'est grâce à elles que nous avons vu disparaître les accidents; chez les sujets d'une constitution faible et délicate, les stimulants sous toutes les formes, les diaphorétiques associés aux toniques ont permis à l'éruption de s'accentuer lorsqu'elle traîne en longueur.

Les moyens locaux ont un avantage incontestable. Les frictions sèches sur la peau amènent une révulsion qui souvent juge favorablement la maladie et fait disparaître les complications. Enfin, dans une des observations de paralysie que nous avons rapportées, l'on a mis en usage des frictions d'huile de croton tiglium. Cette excitation énergique de la surface cutanée est d'une incontestable utilité par l'appel extrêmement actif qu'elle procure.

3° Traitement de l'érysipèle.

Il doit être divisé en traitement prophylactique et traitement curatif.

Ce dernier comprend toutes les médications que fournit l'érysipèle en général et le tempérament du sujet en particulier. Nous n'insisterons pas.

Le premier est certainement le plus utile, celui qui doit attirer l'attention.

Il comprend un isolement sérieux et rigoureusement fait. Les érysipélateux doivent plus que dans tous les autres cas être soigneusement écartés des autres convalescents; il comprend l'aération largement faite des salles destinées aux varioleux en général et aux convalescents en particulier. La peau doit être l'objet d'un soin tout particulier; on emploiera des bains, de temps à autre, qui auront le double avantage de fortifier la surface cutanée et d'empêcher le séjour des

squammes et du pus qui sont sinon la cause de l'érysipèle,
du moins apportent une prédisposition incessante à contracter
cette affection. Enfin l'on évitera de laisser au grand air les
ulcérations qui pourraient résulter de la chute des squammes;
c'est sur elles, nous l'avons démontré dans nos observations,
que se greffe constamment l'érysipèle.

4° Traitement de la miliaire.

Il ne comprend aucune indication particulière, puisque cette
complication ne change rien à la marche de la variole.

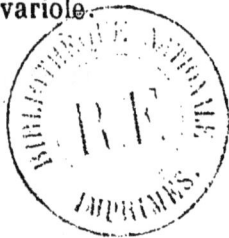

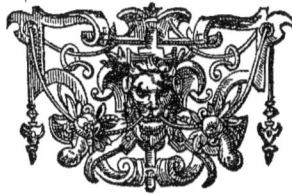

www.ingramcontent.com/pod-product-compliance
Lightning Source LLC
Chambersburg PA
CBHW050625210326
41521CB00008B/1393